Wörterbuch Kinderwunsch

Begriffe rund um IVF, ICSI und mehr erklärt

Alma Arnold

Haftungsausschluss:
Die Inhalte dieses Buches wurden mit größter Sorgfalt erstellt. Dennoch kann der Autor keine Gewähr für die Richtigkeit, Vollständigkeit und Aktualität der bereitgestellten Informationen übernehmen. Jegliche Haftung für Schäden, die direkt oder indirekt aus der Nutzung der Informationen in diesem Buch entstehen, wird ausgeschlossen. Die Nutzung der Informationen erfolgt auf eigene Gefahr.

Garantieausschluss:
Der Autor garantiert nicht für die Ergebnisse, die durch die Anwendung der in diesem Buch enthaltenen Informationen erzielt werden. Der Leser wird ermutigt, sich bei spezifischen Fragen oder Anliegen an einen Fachmann zu wenden.

Inhalt

Vorwort 12

Einleitung 12

Abort (Fehlgeburt) 15

Abstinenz und Fruchtbarkeit 16

Adenomyose 18

Adhesionen (Verwachsungen) 19

Adipositas und Fruchtbarkeit 21

Akrosom 22

Alkohol und Fruchtbarkeit 23

Altersbedingte Unfruchtbarkeit 25

Amenorrhoe 28

Aminosäuren und Fruchtbarkeit 29

Amniocentese (Fruchtwasseruntersuchung) 31

Androgene 32

Anomalien der Gebärmutter 33

Anovulation 35

Anti-Müller-Hormon (AMH) 36

Antikörper gegen Spermien 38

Antioxidantien und Fruchtbarkeit 39

Aromatasehemmer 41

Asherman-Syndrom 42

Autoimmunerkrankungen und Fruchtbarkeit 43

Autoimmunerkrankungen und Schwangerschaft 45

Azoospermie 46

Abstillen 48

Antralfollicelzählung 49

Akzidentielle Blutung 50

Adipositas und Schwangerschaft 52

Anämie in der Schwangerschaft 53

Rund um die Basaltemperatur 54

Basaltemperaturkurve 57

Bakterielle Vaginose 62

Befruchtung 63

Behandlungsschema bei Kinderwunsch 64

Belastungsfaktoren und Fruchtbarkeit 67

Belastungsinkontinenz 68

Beleghebamme 69

Beta-hCG 70

Beta-Thalassämie und Fruchtbarkeit 72

Bindegewebsschwäche nach der Geburt 73

Blastozyste 74

Blastozystenkultur 76

Blastozystentransfer 77

Blutgerinnungsstörungen und Fruchtbarkeit 78

Blutungen in der Schwangerschaft 79

Brustentzündung (Mastitis) 81

Brustschmerzen während der Schwangerschaft 82

Bromokriptin 83

Brustvergrößerung und Stillen 84

Chlamydien und Fruchtbarkeit 85

Cervix cerclage 86

Corpus luteum (Gelbkörper) 87

Cytomegalievirus (CMV) und Schwangerschaft 89

Doppler-Ultraschall in der Schwangerschaft 90

Eileiterschwangerschaft 91

Eizellqualität 92

Eileiterdurchgängigkeit 94

Eileiterentzündung (Salpingitis) 95

Eileitersterilisation (Tubenligatur) 96

Embryo 97

Embryo-Transfer (ET) 98

Embryonalentwicklung 100

Endometriose 101

Endometriumbiopsie 102

Endometriumpolypen 104

Endometriumtransplantation 105

Endometriumzysten 106

Endokrine Disruptoren und Fruchtbarkeit 107

Epididymitis und Fruchtbarkeit 109

Epiduralanästhesie (Periduralanästhesie, PDA) 110

Erektile Dysfunktion (ED) ... 111

Erschöpfung und Schwangerschaft ... 112

Ersttrimester-Screening ... 114

Ersatzmutter (Leihmutterschaft) ... 115

Erstgebärende ... 116

Ernährung in der Schwangerschaft ... 118

Ernährungsberatung bei Kinderwunsch ... 119

Ersatzstoffe für Hormone bei Kinderwunsch ... 120

Erschöpfungssyndrom (Chronisches Fatigue-Syndrom) 122

Erythrozyten (Rote Blutkörperchen) ... 123

Eisprung und seine Begleiter ... 124

Eizellaktivierung und Einnistung ... 126

Eizellreifung ... 130

Eizellreserve (Ovarielle Reserve) ... 131

Embryonalentwicklung nach IVF ... 132

Embryonenspende ... 133

Embryotox ... 135

Endokrinologe ... 136

Endometrial Scratching ... 137

Endometriumbiopsie ... 138

Endometriumpolypen ... 139

Endometriumtransplantation ... 140

Endometriose ... 142

Endometriosis Fertility Index (EFI) ... 143

Endometritis 144

Endometrium 145

Endometriumablation 147

Endometriumkarzinom 148

Endometriumspiegelung (Hysteroskopie) 149

Endometriosezysten 150

Epiduralanästhesie (Periduralanästhesie, PDA) 152

Epididymitis 153

Ernährungsberatung bei Kinderwunsch 154

Ernährungsumstellung in der Schwangerschaft 155

Erstgebärende 157

Ersatzmutter (Leihmutterschaft) 158

Ersttrimester-Screening 159

Essstörungen und Fruchtbarkeit 160

Erschöpfung und Schwangerschaft 162

Endokrinologie und Fruchtbarkeit 163

Fertilität 164

Fertilitätserhalt 165

Fetale Fehlbildungen 167

Fetales Alkoholsyndrom (FAS) 168

Fetalmedizin 169

Fetozid 170

Folsäure 172

Fruchtbarkeitstest 173

Fruchtwasseruntersuchung (Amniozentese) 174

Frühgeburt 175

Fruchtbarkeit und Stress.. 176

Fruchtwasser 177

Genetische Tests vor der Schwangerschaft
(Präkonzeptionelle genetische Beratung).................. 178

Gestationsdiabetes 183

Gestose 184

Glukosetoleranztest 185

Gonadotropine 186

HCG-Wert 187

Hebamme... 189

Hormone 190

Hormonbehandlung bei Kinderwunsch 192

Hormonersatztherapie... 193

Hormonhaushalt 194

Hormonpräparate... 195

Hormonspirale 197

HPV-Impfung und Fruchtbarkeit 198

Hyperemesis gravidarum 199

Hyperstimulation 200

Hypophyse... 201

Hypothyreose: Die Unterfunktion 202

ICSI (Intrazytoplasmatische Spermieninjektion) 204

ICSI und Spermienqualität 205

ICSI und Unfruchtbarkeit 206

Immunologie und Fruchtbarkeit 208

Insemination 209

Insulinresistenz 210

IVF (In-vitro-Fertilisation) 211

IVF-Erfolg 212

IVF mit Eizellspende 213

IVF und Kryokonservierung 215

IVF und Mehrlingsschwangerschaften 216

IVF und Spermaspende 217

Kaiserschnitt 218

Karies in der Schwangerschaft 220

Kinderkrankheiten in der Schwangerschaft 221

Kinderwunsch bei älteren Frauen 222

Kinderwunschberatung 223

Kinderwunschklinik 224

Kinderwunschpsychologie 226

Kinderwunsch und LGBTQ+ 227

Klinische Studien bei Unfruchtbarkeit 234

Klimakterium und Fruchtbarkeit 235

Kleinkindphase 236

Psychologische und emotionale Auswirkungen bei Komplikationen 238

Kryokonservierung 239

Künstliche Befruchtung 240

Lactoferrin und Schwangerschaft 241

Laparoskopie 242

Lutealphaseninsuffizienz 243

Luteinisierendes Hormon (LH) 244

Mehrlingsschwangerschaft 245

Mikrobiom und Fruchtbarkeit 247

Myome 248

Neugeborenengelbsucht 249

Neugeborenen-Screening 250

Neuralrohrdefekt 251

Oberflächenstruktur des Embryos 252

Oligospermie 253

Ovarialinsuffizienz 254

Ovarialstimulation 255

Plazenta 257

Plazentainsuffizienz 258

Polyzystisches Ovarialsyndrom (PCOS) 259

Präeklampsie 260

Progesteron 261

Pränataldiagnostik 262

Psyche und Kinderwunsch 263

Rhesusunverträglichkeit 265

Schwangerschaftsdiabetes 266

Schwangerschaftsfrühtest 267

Spermaqualität 268

Stillzeit 269

Stimulation der Eizellreifung 270

Stimulation der Follikel 271

Stoffwechselerkrankungen und Fruchtbarkeit 272

Syndrom der polyzystischen Ovarien 274

Testosteron und Fruchtbarkeit 275

Therapieansätze bei Unfruchtbarkeit 276

Toxoplasmose in der Schwangerschaft 277

Translokation 278

Ultraschall in der Schwangerschaft 279

Unfruchtbarkeit 280

Unfruchtbarkeit bei Männern 282

Unfruchtbarkeit bei Frauen 283

Unterstützte Reproduktionstechnologien (ART) 284

Vaginose 285

Varikozele 286

Zervixschleim (Cervixschleim) 287

Zervixschleimmethode 289

Zusatz: Zervixschleim und Zyklusphasen 290

Zika-Virus und Schwangerschaft 292

Zyklusmonitoring 294

Zyklusphasen 295

Zyklusrechnung 297

Impressum 299

Vorwort

In diesem Buch teile ich meine persönlichen Erfahrungen und mein Wissen zum Thema Fruchtbarkeit, Schwangerschaft, Geburt, Kinderwunsch und Kinderwunschbehandlung. Es ist mir wichtig zu betonen, dass ich keinen Anspruch auf Vollständigkeit erhebe. Die Informationen, die ich präsentiere, basieren auf meinem eigenen Weg und können daher unvollständig oder fehlerhaft sein.

Ich lade alle Menschen, unabhängig von Geschlecht oder Herkunft, ein, diese Reise mit mir zu teilen. Jeder Weg zur Elternschaft ist einzigartig, und es ist wichtig, Raum für unterschiedliche Erfahrungen und Perspektiven zu schaffen.

Ich hoffe, dass Ihr in meinem Wörterbuch etwas findet, das Euch hilfreich ist – sei es Unterstützung, Inspiration, Sicherheit oder einfach ein Gefühl der Verbundenheit.

Einleitung

Der Wunsch nach einem Kind ist oft der Beginn einer tiefen und bewegenden Reise. Er ist geprägt von unzähligen Träumen, Hoffnungen und Erwartungen, aber auch von Herausforderungen, die nicht selten zu Verunsicherung und Schmerz führen können. In dieser sensiblen Phase des Lebens ist es entscheidend, einen klaren Kopf zu bewahren und sich gut informiert zu fühlen.

Dieses Wörterbuch zum Thema Kinderwunsch ist aus dem Wunsch entstanden, sowohl die emotionalen als auch die medizinischen und psychologischen Aspekte dieses

Themas umfassend zu beleuchten. Ich weiß, dass der Weg zur Elternschaft für viele ein steiniger ist, der mit vielen Fragen verbunden ist: Was bedeutet es, unfruchtbar zu sein? Welche Behandlungsoptionen gibt es? Wie gehen wir mit den emotionalen Achterbahnfahrten um, die mit unerfülltem Kinderwunsch einhergehen?

Jeder Eintrag in diesem Wörterbuch bietet Euch eine nach besten Gewissen und Wissen formulierte Erklärung medizinischer Fachbegriffe, die Euch helfen sollen, den Überblick über Behandlungen wie In-vitro-Fertilisation, Hormontherapien und alternative Methoden zu behalten. Gleichzeitig beleuchte ich die psychologischen Aspekte, die in dieser Zeit von großer Bedeutung sind. Themen wie Stressbewältigung, der Umgang mit Trauer und das Finden von Unterstützung durch Partner, Familie und Fachleute werden hier behandelt.

Aber dieses Wörterbuch ist nicht nur ein medizinisches Nachschlagewerk rund um das Thema, Kinderwunsch, Schwangerschaft, Fertilität, Geburt und Kinderwunschbehandlung. Es ist auch ein einfühlsamer Begleiter, der auf die persönlichen Erfahrungen und Gefühle der Menschen eingeht, die den Kinderwunsch hegen. Ich habe bewusst Raum geschaffen, um die individuellen Geschichten und Herausforderungen, die Paare oft durchleben, zu reflektieren. Denn ich weiß, dass hinter jedem medizinischen Begriff eine persönliche Geschichte steht – voller Hoffnung, Enttäuschungen, Träume und Ängste.

Ich möchten Euch ein Werkzeug an die Hand geben, das Ihr benötigt, um informierte Entscheidungen zu treffen und die emotionalen Herausforderungen auf Eurem Weg zur

Familie zu bewältigen. Dieses Wörterbuch soll nicht nur als Informationsquelle dienen, sondern auch als Unterstützung, um sich in der oft komplexen und emotional aufgeladenen Welt rund um das Thema Kinderwunsch zurechtzufinden.

Lasst uns gemeinsam auf diese Reise gehen. Euer Wunsch nach einem Kind ist bedeutungsvoll, und ich hoffe, dass dieses Buch Euch dabei hilft, die Gedanken, Ängste und Hoffnungen zu verstehen und auszudrücken. Jeder Schritt, der auf diesem Weg gemacht wird, ist wichtig, und ich bin hier, um Euch zu begleiten.

Abort (Fehlgeburt)

Ein Abort, oder Fehlgeburt, bezeichnet den Verlust einer Schwangerschaft, bevor der Fötus außerhalb des Mutterleibs lebensfähig ist, üblicherweise vor der 20. Schwangerschaftswoche. Etwa 10 bis 20 % der bekannten Schwangerschaften enden in einer Fehlgeburt, aber die Dunkelziffer kann höher sein, da viele Aborte passieren, bevor eine Schwangerschaft überhaupt festgestellt wird. Die häufigste Ursache für Fehlgeburten sind genetische Anomalien des Embryos, die seine Entwicklung verhindern. Weitere Ursachen können hormonelle Störungen, strukturelle Probleme in der Gebärmutter, unerkannte Infektionen oder chronische Erkrankungen wie Diabetes oder Schilddrüsenprobleme sein.

Ein Abort kann durch Blutungen, Schmerzen oder Krämpfe im Unterbauch begleitet werden. In manchen Fällen wird der Abort von selbst diagnostiziert, wenn bei einem Ultraschall keine fetale Herzaktivität festgestellt wird. Es gibt verschiedene Arten von Fehlgeburten, darunter der spontane Abort, der verhaltene Abort (bei dem das Gewebe nicht sofort abgestoßen wird) und die drohende Fehlgeburt, bei der Blutungen auftreten, die Schwangerschaft jedoch noch intakt ist. Nach einem Abort kann es sein, dass das restliche Schwangerschaftsgewebe durch eine Kürettage (Ausschabung) entfernt werden muss.

Eine Fehlgeburt kann emotional verheerend sein. Viele Frauen und Paare empfinden Trauer, Schuld oder Angst vor zukünftigen Schwangerschaften. Diese Gefühle sind normal und es ist wichtig, sich Zeit zum Trauern zu nehmen. Es ist ebenso wichtig, sich daran zu erinnern, dass Fehlgeburten meist durch genetische Anomalien verursacht werden, die nicht durch das Verhalten der Mutter beeinflusst wurden.

Nach einer Fehlgeburt kann es hilfreich sein, mit deinem Arzt über mögliche Ursachen zu sprechen. Er könnte Tests vorschlagen, um chronische Erkrankungen, hormonelle Ungleichgewichte oder strukturelle Anomalien zu identifizieren. Es ist auch wichtig, emotionale Unterstützung zu suchen. Organisationen wie Schmetterlingskinder e.V. oder Fehlgeburt-Hilfe.de bieten Unterstützung für Frauen und Paare, die eine Fehlgeburt erlebt haben. Wenn du das Gefühl hast, dass der emotionale Schmerz überwältigend ist, könnte eine Therapie bei einem spezialisierten Psychologen hilfreich sein.

Obwohl Fehlgeburten häufig sind, haben die meisten Frauen nach einem Abort gute Chancen, eine gesunde Schwangerschaft zu erleben. Nach einem ersten Abort liegt die Wahrscheinlichkeit einer erneuten Fehlgeburt bei etwa 14 %, was bedeutet, dass die meisten Frauen in der Lage sind, später eine gesunde Schwangerschaft zu haben. Bei wiederholten Fehlgeburten (mehr als drei aufeinanderfolgende Fehlgeburten) wird von Ärzten häufig eine weitergehende Diagnostik empfohlen, um zugrundeliegende Ursachen zu identifizieren.

Abstinenz und Fruchtbarkeit

Abstinenz bezieht sich auf den bewussten Verzicht auf Geschlechtsverkehr, was in verschiedenen kulturellen, religiösen oder gesundheitlichen Kontexten eine Rolle spielen kann. In Bezug auf die Fruchtbarkeit wird Abstinenz häufig im Rahmen der natürlichen Familienplanung verwendet. Manche Paare üben während der fruchtbaren Phase der Frau Abstinenz, um eine Schwangerschaft zu verhindern. Kurzfristige Abstinenz, insbesondere bei Männern, kann die Qualität der Spermien verbessern. Wenn Spermien regelmäßig entleert werden, sind sie frischer und ihre DNA-Integrität ist intakter. Männer, die längere Zeit keinen Geschlechtsverkehr oder keine Ejakulation haben, könnten eine erhöhte Anzahl an beschädigten Spermien aufweisen. Eine kurze Phase der Abstinenz (2-3 Tage) vor dem Eisprung der Frau kann dazu beitragen, die Spermienqualität zu verbessern und die Wahrscheinlichkeit einer Befruchtung zu erhöhen.

Abstinenz kann in einer Partnerschaft zu Spannungen führen, besonders wenn sie über längere Zeiträume besteht. Es ist wichtig, dass Paare offen über ihre Gefühle sprechen und einen Weg finden, mit den emotionalen Auswirkungen der Abstinenz umzugehen. Dies kann durch Gespräche oder die Unterstützung eines Sexualtherapeuten geschehen.

Wenn du natürliche Familienplanung betreibst oder eine kurze Phase der Abstinenz nutzt, um die Fruchtbarkeit zu verbessern, kann es hilfreich sein, deinen Zyklus genau zu verfolgen. Mithilfe von Ovulationstests oder Basaltemperaturmethoden kannst du die fruchtbaren Tage genau bestimmen. Solltest du den Eindruck haben, dass die Abstinenz eure Beziehung belastet, könnte es sinnvoll sein, eine Paartherapie oder Sexualberatung in Anspruch zu nehmen, um besser mit diesen Herausforderungen umzugehen.

Für Paare, die natürliche Methoden der Familienplanung anwenden möchten, gibt es zahlreiche Apps und Tools, wie Clue oder OvuView, die helfen, den Zyklus zu überwachen und fruchtbare Tage zu identifizieren.

Laut Statistiken liegt die Effektivität der natürlichen Familienplanung, wenn sie korrekt angewendet wird, bei etwa 76-88 %. Das bedeutet, dass etwa 12-24 % der Frauen, die diese Methode zur Verhütung nutzen, dennoch schwanger werden. Daher ist es wichtig, dass Paare die Methode genau verstehen und sie richtig anwenden.

Adenomyose

Adenomyose ist eine Erkrankung, bei der das Endometrium (die Gebärmutterschleimhaut) in die Muskulatur der Gebärmutter eindringt. Dies führt zu einer Verdickung und Vergrößerung der Gebärmutter und kann starke Menstruationsschmerzen, ungewöhnlich starke Blutungen und in einigen Fällen Fruchtbarkeitsprobleme verursachen. Adenomyose betrifft Frauen in der Regel im Alter zwischen 30 und 50 Jahren, häufig nach mehreren Schwangerschaften.

Die genauen Ursachen der Adenomyose sind nicht vollständig geklärt, aber hormonelle Faktoren, wie ein erhöhter Östrogenspiegel, scheinen eine Rolle zu spielen. Frauen mit Adenomyose erleben oft sehr schmerzhafte und langanhaltende Perioden, die auch zu Anämie führen können. Während Adenomyose nicht direkt zu Unfruchtbarkeit führt, kann sie die Chancen auf eine Schwangerschaft beeinflussen, besonders wenn sie mit Endometriose oder Myomen einhergeht.

Das Leben mit einer chronischen Krankheit wie Adenomyose kann körperlich und emotional belastend sein. Frauen leiden oft unter der Angst, ihre Fruchtbarkeit zu verlieren, und die Schmerzen während der Menstruation können die Lebensqualität stark beeinträchtigen. Viele Frauen fühlen sich isoliert oder unverstanden, besonders wenn sie ihre Schmerzen nicht offen teilen können.

Wenn du den Verdacht hast, dass du an Adenomyose leidest, solltest du deinen Frauenarzt aufsuchen. Eine MRT-Untersuchung oder ein transvaginaler Ultraschall können dabei helfen, eine Adenomyose zu diagnostizieren. Hormonelle Behandlungen, wie die Gabe von Gestagenen oder eine Hormonspirale, können die Symptome lindern. In schweren Fällen kann eine operative Behandlung, wie eine Hysterektomie (Entfernung der Gebärmutter), eine Lösung sein. Wenn du versuchst, schwanger zu werden, solltest du eng mit einem Reproduktionsmediziner zusammenarbeiten, um deine Chancen zu erhöhen.

Adenomyose tritt bei etwa 20 % der Frauen im gebärfähigen Alter auf. Bei Frauen, die auf Fruchtbarkeitsbehandlungen zurückgreifen, kann die IVF (In-vitro-Fertilisation) eine erfolgreiche Option sein, insbesondere wenn andere Fruchtbarkeitsfaktoren ausgeschlossen wurden.

Adhesionen (Verwachsungen)

Adhesionen sind Narbengewebe, das sich nach Operationen, Entzündungen oder Verletzungen innerhalb des Körpers bildet und Organe miteinander „verkleben" lässt. Im Bereich der Fortpflanzungsorgane können Verwachsungen die Eileiter blockieren, die Gebärmutter verformen und so die Fruchtbarkeit erheblich beeinträchtigen. Sie treten häufig nach Operationen wie Kaiserschnitten oder der Entfernung von Endometrioseherden auf.

Adhesionen können nach jeder Art von Bauch- oder Beckenoperation entstehen. Sie sind eine normale Reaktion des Körpers auf eine Verletzung, doch in einigen Fällen führen sie zu Problemen. Wenn Verwachsungen die Eileiter blockieren, wird die natürliche Befruchtung behindert, da die Eizelle nicht in die Gebärmutter gelangen kann. Verwachsungen innerhalb der Gebärmutter, bekannt als das Asherman-Syndrom, können den Menstruationszyklus stören oder Fehlgeburten verursachen.

Adhesionen können nicht nur physische Schmerzen verursachen, sondern auch emotional belastend sein, insbesondere wenn sie zu Unfruchtbarkeit führen. Frauen fühlen sich oft frustriert, wenn eine frühere Operation, die ihnen helfen sollte, plötzlich neue Probleme verursacht. Diese Ungewissheit kann Stress und Ängste auslösen, insbesondere bei Frauen, die versuchen, schwanger zu werden.

Wenn bei dir Adhesionen diagnostiziert wurden, ist es wichtig, einen Spezialisten für reproduktive Chirurgie aufzusuchen. Oft kann eine laparoskopische Operation die Verwachsungen lösen und die Fortpflanzungsorgane wiederherstellen. In schwereren Fällen, wenn die Eileiter nicht repariert werden können, könnte eine IVF die beste Option sein. Auch Physiotherapie kann helfen, die Beweglichkeit und die Schmerzen zu verbessern.

Nach einer operativen Entfernung von Verwachsungen berichten etwa 70 % der Frauen von einer Verbesserung der Fruchtbarkeit. Allerdings können Adhesionen in einigen Fällen zurückkehren, daher ist eine regelmäßige Nachsorge wichtig.

Adipositas und Fruchtbarkeit

Adipositas, auch bekannt als Fettleibigkeit, kann die Fruchtbarkeit von Männern und Frauen erheblich beeinträchtigen. Bei Frauen kann Übergewicht zu hormonellen Ungleichgewichten, einem unregelmäßigen Menstruationszyklus und einer beeinträchtigten Eizellqualität führen. Bei Männern kann Adipositas die Spermienqualität verschlechtern und die Hormonproduktion beeinträchtigen.

Adipositas erhöht das Risiko für das polyzystische Ovarialsyndrom (PCOS), eine der häufigsten Ursachen für weibliche Unfruchtbarkeit. Bei Männern kann ein hoher Body-Mass-Index (BMI) zu einer Verringerung der Testosteronproduktion und einer Erhöhung des Östrogenspiegels führen, was die Spermienproduktion beeinträchtigt. Adipositas erhöht auch das Risiko für Fehlgeburten und Komplikationen während der Schwangerschaft.

Gewichtsprobleme können sich stark auf das Selbstwertgefühl und die psychische Gesundheit auswirken, insbesondere wenn sie mit Unfruchtbarkeit einhergehen. Viele Betroffene empfinden Scham oder Schuldgefühle und haben Angst vor gesellschaftlicher

Ablehnung. Es ist wichtig, diese emotionalen Belastungen anzuerkennen und Hilfe in Anspruch zu nehmen.

Eine gesunde Gewichtsabnahme kann die Fruchtbarkeit bei Männern und Frauen erheblich verbessern. Studien zeigen, dass bereits ein Gewichtsverlust von 5-10 % den Menstruationszyklus normalisieren und die Chancen auf eine erfolgreiche Schwangerschaft erhöhen kann. Es ist ratsam, eine Ernährungsberatung oder ein individuell angepasstes Fitnessprogramm in Betracht zu ziehen. Außerdem kann es hilfreich sein, Unterstützung durch Selbsthilfegruppen oder einen Ernährungsberater zu suchen.

Laut Studien haben Frauen mit einem BMI über 30 eine etwa 40 % geringere Wahrscheinlichkeit, schwanger zu werden, verglichen mit Frauen im gesunden Gewichtsbereich. Bei Männern sinkt die Spermienqualität mit zunehmendem Gewicht deutlich. Eine Gewichtsreduktion kann in vielen Fällen die Fruchtbarkeit wiederherstellen und die Erfolgschancen bei Fruchtbarkeitsbehandlungen, wie IVF, erhöhen.

Akrosom

Das Akrosom ist eine Kappe an der Spitze eines Spermiums, die Enzyme enthält, die notwendig sind, um die äußere Schicht der Eizelle zu durchdringen und eine Befruchtung zu ermöglichen. Ohne ein intaktes Akrosom kann das Spermium die Eizelle nicht erfolgreich befruchten, was zu Fruchtbarkeitsproblemen führen kann.

Während des Befruchtungsprozesses spielen die Enzyme im Akrosom eine entscheidende Rolle, indem sie die Zona pellucida (die äußere Schutzschicht der Eizelle) durchdringen. Bei manchen Männern liegt eine Akrosomstörung vor, bei der das Akrosom entweder nicht vorhanden ist oder die Enzyme nicht richtig freigesetzt werden, was zu einer "Akrosomreaktionsstörung" führt. Diese Störung kann die Fruchtbarkeit erheblich beeinträchtigen.

Männer, die feststellen, dass eine Akrosomstörung ihre Fruchtbarkeit beeinträchtigt, können Gefühle der Frustration und Unsicherheit erleben. Da dieses Problem oft unerwartet auftritt, kann es den Druck auf die Partnerschaft erhöhen, vor allem, wenn Kinderwunsch besteht.

Wenn bei dir oder deinem Partner eine Akrosomstörung diagnostiziert wurde, solltest du einen Facharzt für Reproduktionsmedizin konsultieren. Die intrazytoplasmatische Spermieninjektion (ICSI) kann eine Lösung sein, da dabei das Spermium direkt in die Eizelle injiziert wird, was den natürlichen Befruchtungsprozess umgeht. Diese Methode ist häufig erfolgreich, wenn eine Akrosomstörung vorliegt.

Studien zeigen, dass die ICSI-Behandlung bei Männern mit Akrosomstörungen eine Befruchtungsrate von 50-80 % erreichen kann, abhängig von anderen individuellen Faktoren.

Alkohol und Fruchtbarkeit

Alkoholkonsum kann die Fruchtbarkeit bei Männern und Frauen negativ beeinflussen. Bei Frauen kann regelmäßiger Alkoholkonsum den Menstruationszyklus stören und die

Qualität der Eizellen verringern. Bei Männern kann Alkohol die Spermienproduktion beeinträchtigen und die Hormonproduktion negativ beeinflussen.

Alkohol wirkt als Toxin auf das Fortpflanzungssystem. Bei Frauen führt er zu einer Reduktion der Östrogenproduktion und kann die Eizellreifung beeinträchtigen. Bei Männern reduziert Alkohol die Testosteronproduktion, was die Spermienzahl und -qualität verringert. Auch das Risiko für Fehlgeburten steigt bei Frauen, die während der Schwangerschaft Alkohol trinken, erheblich an.

Paare, die Schwierigkeiten haben, schwanger zu werden, stehen oft unter enormem Druck. Wenn Alkoholkonsum ein Faktor ist, kann es hilfreich sein, gemeinsam über den Konsum nachzudenken und Unterstützung zu suchen, um mögliche ungesunde Gewohnheiten zu ändern.

Es wird empfohlen, den Alkoholkonsum zu minimieren oder ganz darauf zu verzichten, wenn du versuchst, schwanger zu werden. Selbst moderate Mengen können die Fruchtbarkeit beeinträchtigen. Eine Ernährungsberatung oder die Teilnahme an Programmen zur Alkoholreduktion können hilfreich sein, um gesunde Gewohnheiten zu entwickeln. In manchen Fällen kann auch eine psychologische Unterstützung erforderlich sein, um den Alkoholkonsum zu kontrollieren.

Studien zeigen, dass bereits der Konsum von mehr als 7 alkoholischen Getränken pro Woche die Chancen auf eine Empfängnis um 10-20 % senken kann. Bei Männern führt regelmäßiger starker Alkoholkonsum zu einer Abnahme der Spermienqualität um bis zu 50 %.

Altersbedingte Unfruchtbarkeit

Mit zunehmendem Alter nimmt die Fruchtbarkeit sowohl bei Frauen als auch bei Männern ab, was oft eine emotionale Herausforderung darstellt, besonders für Paare, die erst später im Leben einen Kinderwunsch entwickeln. Bei Frauen beginnt die Fruchtbarkeit ab dem 30. Lebensjahr zu sinken, und nach dem 35. Lebensjahr verschlechtert sich die Chance auf eine Empfängnis rapide. Frauen werden mit einer festen Anzahl von Eizellen geboren – etwa 1 bis 2 Millionen bei der Geburt – und diese Zahl nimmt im Laufe des Lebens kontinuierlich ab. Bereits bis zur Pubertät sind nur noch etwa 300.000 bis 400.000 Eizellen übrig. Mit jedem Menstruationszyklus wird eine Eizelle freigesetzt, während viele andere im Reifungsprozess verloren gehen.

Nach dem 35. Lebensjahr verringern sich nicht nur die Anzahl, sondern auch die Qualität der Eizellen schneller. Dies führt dazu, dass es schwieriger wird, schwanger zu werden, und das Risiko für Fehlgeburten oder genetische Anomalien wie das Down-Syndrom steigt. Eizellen, die genetische Anomalien aufweisen, teilen sich oft nicht richtig, was die Chancen auf eine erfolgreiche Schwangerschaft verringert. Die Wahrscheinlichkeit einer natürlichen Empfängnis pro Zyklus sinkt bei Frauen über 35 auf etwa 15 %, und ab dem 40. Lebensjahr liegt sie bei unter 5 %. Diese biologische Realität kann Paare überraschen und frustrieren, insbesondere wenn sie geglaubt haben, noch genügend Zeit für eine Schwangerschaft zu haben.

Auch bei Männern nimmt die Fruchtbarkeit mit dem Alter ab, wenn auch weniger drastisch. Zwar bleibt die Fähigkeit, Spermien zu produzieren, bis ins hohe Alter erhalten, doch die Qualität der Spermien verschlechtert sich im Laufe der Jahre. Der Testosteronspiegel sinkt, was die Spermienproduktion beeinträchtigen kann. Zudem steigt das Risiko von DNA-Schäden in den Spermien, was die Wahrscheinlichkeit für Befruchtungsprobleme oder Fehlgeburten erhöhen kann. Solche Schäden können die Fähigkeit der Spermien, eine Eizelle erfolgreich zu befruchten, verringern oder die Entwicklung des Embryos negativ beeinflussen.

Für viele Paare ist es emotional belastend, zu erfahren, dass das Alter die Fruchtbarkeit stark beeinflusst. Dies kann besonders schwer wiegen, wenn der Kinderwunsch erst später im Leben aufkommt – etwa nach der Festigung der Karriere oder dem Finden des richtigen Partners – oder wenn andere Lebensumstände den Kinderwunsch verzögert haben. Oft entsteht dabei die Angst, dass die „Zeit davonläuft", was zu zusätzlichem Stress führen kann. Der Druck, schnell handeln zu müssen, verstärkt häufig die emotionale Belastung, besonders wenn medizinische Behandlungen wie IVF oder Eizellspende in Betracht gezogen werden.

Wenn du über 35 Jahre alt bist und Schwierigkeiten hast, schwanger zu werden, ist es wichtig, nicht zu lange zu warten, bevor du medizinische Hilfe in Anspruch nimmst. Fruchtbarkeitstests, wie der Anti-Müller-Hormon (AMH)-Test, können Aufschluss darüber geben, wie viele Eizellen noch vorhanden sind und wie die Chancen auf eine Empfängnis stehen. Dieser Test zeigt die ovarielle Reserve an, also die Anzahl der verbliebenen Eizellen, die du noch hast. Weitere Untersuchungen können die Qualität der Eizellen und andere Fruchtbarkeitsfaktoren beurteilen.

Für Frauen, deren Eizellreserve stark reduziert ist oder deren Eizellen eine schlechte Qualität aufweisen, kann eine In-vitro-Fertilisation (IVF) oder eine Eizellspende eine Möglichkeit sein, die Chancen auf eine Schwangerschaft zu erhöhen. Allerdings sinken die Erfolgsaussichten von IVF bei Frauen über 40, da die Eizellqualität eine entscheidende Rolle spielt. Bei Frauen über 40 liegt die Erfolgsrate bei IVF-Behandlungen in der Regel bei etwa 10-15 %, abhängig von der individuellen Eizellqualität und weiteren gesundheitlichen Faktoren. Für viele Paare kann dieser medizinische Eingriff ein letzter Hoffnungsschimmer sein, aber er ist oft mit hohen Kosten und zusätzlichen emotionalen Belastungen verbunden.

Neben den körperlichen Aspekten ist es wichtig, auch die psychologische Unterstützung nicht zu vernachlässigen. Der Druck, schwanger zu werden, und die damit verbundenen Enttäuschungen, wenn es nicht sofort klappt, können stark auf der Seele lasten. Es gibt spezielle Beratungsangebote, die auf die psychischen Herausforderungen im Zusammenhang mit altersbedingter Unfruchtbarkeit eingehen und dabei helfen können, mit Ängsten und Stress umzugehen. Eine psychologische Begleitung kann in dieser Zeit sehr hilfreich sein, um die emotionale Last zu teilen und einen klaren Kopf zu bewahren.

Zusammenfassend lässt sich sagen, dass die Fruchtbarkeit mit dem Alter bei Frauen und auch bei Männern abnimmt, wobei der Rückgang bei Frauen stärker ausgeprägt ist. Die biologische Uhr ist eine Realität, die viele Paare erst dann voll erfassen, wenn sie den Kinderwunsch konkret angehen. Glücklicherweise gibt es zahlreiche medizinische

Optionen, die helfen können, auch im späteren Alter den Kinderwunsch zu erfüllen. Wichtig ist es, frühzeitig über die eigenen Fruchtbarkeitsoptionen informiert zu sein, emotionale Unterstützung zu suchen und – falls nötig – rechtzeitig medizinische Hilfe in Anspruch zu nehmen.

Amenorrhoe

Amenorrhoe bezeichnet das Ausbleiben der Menstruation. Sie kann in zwei Hauptkategorien unterteilt werden: die primäre Amenorrhoe, bei der eine Frau bis zum 16. Lebensjahr keine Menstruation hat, und die sekundäre Amenorrhoe, bei der die Menstruation bei einer Frau, die zuvor regelmäßig ihre Periode hatte, für mindestens drei aufeinanderfolgende Monate ausbleibt.

Die Ursachen für Amenorrhoe sind vielfältig. Primäre Amenorrhoe kann durch genetische oder anatomische Probleme verursacht werden, wie das Turner-Syndrom oder strukturelle Anomalien des Fortpflanzungssystems. Sekundäre Amenorrhoe kann durch hormonelle Störungen wie das polyzystische Ovarialsyndrom (PCOS), extremen Gewichtsverlust, übermäßige körperliche Betätigung oder Stress ausgelöst werden. Auch chronische Krankheiten wie Schilddrüsenprobleme oder Diabetes können dazu führen.

Frauen, die mit Amenorrhoe konfrontiert sind, haben oft mit Unsicherheiten über ihre Fruchtbarkeit und Weiblichkeit zu kämpfen. Das Ausbleiben der Menstruation kann auch Ängste über die Fähigkeit, schwanger zu werden, verstärken, insbesondere wenn ein starker Kinderwunsch besteht.

Wenn du bemerkst, dass deine Periode ausbleibt, ist es wichtig, einen Arzt aufzusuchen, um die Ursache abzuklären. Die Behandlung hängt von der zugrunde liegenden Ursache ab – bei hormonellen Störungen kann eine Hormontherapie helfen, den Menstruationszyklus zu regulieren. Wenn Stress oder übermäßiger Sport eine Rolle spielen, kann eine Änderung des Lebensstils hilfreich sein. Psychologische Unterstützung kann bei der Bewältigung der emotionalen Belastungen durch Amenorrhoe ebenfalls von großem Nutzen sein.

Bei Frauen, die aufgrund hormoneller Probleme an sekundärer Amenorrhoe leiden, kann die Fruchtbarkeit in den meisten Fällen nach der Behandlung wiederhergestellt werden. Studien zeigen, dass bis zu 70 % der Frauen mit Amenorrhoe ihre Menstruation und Fruchtbarkeit durch medizinische Interventionen zurückerlangen können.

Aminosäuren und Fruchtbarkeit

Aminosäuren sind die Bausteine von Proteinen und spielen eine entscheidende Rolle für die Fruchtbarkeit. Sie sind an der Produktion von Hormonen, Enzymen und Zellstrukturen beteiligt, die für den Eisprung, die Befruchtung und die Embryonalentwicklung wichtig sind. Bestimmte Aminosäuren wie L-Arginin und Glutamin werden häufig in Fruchtbarkeitsdiäten oder Nahrungsergänzungsmitteln empfohlen.

L-Arginin ist eine semi-essentielle Aminosäure, die die Durchblutung der Gebärmutter und der Eierstöcke verbessern kann, was den Eisprung und die Eizellreifung unterstützt. Glutamin fördert die Zellteilung und

Regeneration, was während der frühen Schwangerschaft entscheidend ist. Ein Mangel an bestimmten Aminosäuren kann zu hormonellen Ungleichgewichten, einer gestörten Eizellreifung oder einer schlechten Spermienqualität führen.

Das Wissen um die Bedeutung von Aminosäuren für die Fruchtbarkeit kann das Gefühl der Kontrolle über die eigene Gesundheit stärken. Paare, die Schwierigkeiten haben, schwanger zu werden, suchen oft nach natürlichen Wegen, ihre Fruchtbarkeit zu verbessern, und Nahrungsergänzungsmittel können ihnen das Gefühl geben, aktiv etwas zu tun.

Es kann hilfreich sein, deine Ernährung auf eine ausreichende Zufuhr von Aminosäuren zu überprüfen. Nahrungsmittel wie Fleisch, Fisch, Eier und Hülsenfrüchte sind reich an Aminosäuren und sollten regelmäßig in der Ernährung enthalten sein. In einigen Fällen kann es sinnvoll sein, Nahrungsergänzungsmittel in Absprache mit einem Arzt oder Ernährungsberater einzunehmen, um sicherzustellen, dass du genügend Aminosäuren erhältst.

Studien zeigen, dass die Einnahme von L-Arginin die Fruchtbarkeit bei Frauen verbessern kann, insbesondere bei Frauen, die eine IVF-Behandlung durchführen. Die Durchblutung der Eierstöcke und der Gebärmutter kann dadurch gesteigert werden, was die Chancen auf eine erfolgreiche Einnistung erhöht.

Amniocentese (Fruchtwasseruntersuchung)

Amniocentese ist ein pränataler Test, bei dem Fruchtwasser aus der Gebärmutter entnommen wird, um genetische Störungen oder chromosomale Anomalien beim Fötus zu diagnostizieren. Diese Untersuchung wird meist zwischen der 15. und 20. Schwangerschaftswoche durchgeführt und kann Anomalien wie das Down-Syndrom oder Neuralrohrdefekte erkennen.

Während der Amniocentese wird eine dünne Nadel durch die Bauchdecke der Mutter in die Gebärmutter eingeführt, um eine kleine Menge Fruchtwasser zu entnehmen. Dieses Fruchtwasser enthält Zellen des Fötus, die dann im Labor analysiert werden. Der Test birgt ein geringes Risiko für Komplikationen, darunter Fehlgeburten (weniger als 1 %). In vielen Fällen wird die Amniocentese durchgeführt, wenn ein erhöhtes Risiko für genetische Störungen vorliegt, zum Beispiel bei älteren Müttern oder auffälligen Ultraschallbefunden.

Die Entscheidung, eine Amniocentese durchzuführen, kann für werdende Eltern emotional herausfordernd sein, insbesondere wenn Bedenken über genetische Erkrankungen bestehen. Die Wartezeit auf die Ergebnisse kann ängstlich und belastend sein, und es kann wichtig sein, emotionale Unterstützung durch den Partner, Familie oder einen Berater zu erhalten.

Wenn dir eine Amniocentese empfohlen wird, solltest du dich gut über den Ablauf und die möglichen Risiken informieren. Es ist ratsam, alle Bedenken mit deinem Arzt zu besprechen. In einigen Fällen kann es auch hilfreich sein, genetische Beratung in Anspruch zu nehmen, um eine fundierte Entscheidung zu treffen. Organisationen wie Bundesverband der Pränataldiagnostik e.V. bieten Informationen und Unterstützung bei der Entscheidungsfindung.

Etwa 1 von 200 Frauen erlebt nach einer Amniocentese eine Fehlgeburt, was die Risiken deutlich macht. Dennoch liefert der Test in mehr als 99 % der Fälle genaue Ergebnisse, was ihn zu einem verlässlichen Mittel macht, um genetische Erkrankungen frühzeitig zu diagnostizieren.

Androgene

Androgene sind männliche Sexualhormone, die sowohl bei Männern als auch bei Frauen produziert werden. Bei Männern spielen sie eine Schlüsselrolle bei der Entwicklung und Funktion des Fortpflanzungssystems. Bei Frauen sind Androgene in geringen Mengen vorhanden, aber eine Überproduktion kann zu Problemen wie dem polyzystischen Ovarialsyndrom (PCOS) führen, das die Fruchtbarkeit beeinträchtigen kann.

Androgene, einschließlich Testosteron, Dihydrotestosteron (DHT) und Androstendion, sind bei Männern für die Spermienproduktion, die Libido und die Muskelmasse verantwortlich. Bei Frauen können zu hohe Androgenspiegel Symptome wie unregelmäßige Menstruationszyklen, Akne, übermäßigen Haarwuchs (Hirsutismus) und Haarausfall verursachen. Ein häufiges Problem ist PCOS, das bei Frauen mit erhöhten Androgenspiegeln oft auftritt und die Eizellreifung stört.

Frauen, die unter androgenbedingten Störungen wie PCOS leiden, haben oft mit Selbstwertproblemen zu kämpfen, besonders wenn sichtbare Symptome wie Akne oder übermäßiger Haarwuchs auftreten. Männer mit niedrigem Testosteron können sich müde, depressiv und unmotiviert fühlen. Der Einfluss auf die sexuelle Gesundheit kann zu zusätzlichen Spannungen in einer Partnerschaft führen.

Wenn du den Verdacht hast, dass du unter einem Hormonungleichgewicht leidest, sprich mit deinem Arzt über eine Hormonuntersuchung. Bei Frauen kann PCOS durch eine Kombination aus Lebensstiländerungen und medikamentöser Behandlung (wie Metformin oder Antiandrogene) behandelt werden. Bei Männern mit niedrigem Testosteronspiegel kann eine Hormontherapie hilfreich sein. Unterstützende Beratungen und Selbsthilfegruppen, wie die PCOS Selbsthilfe Deutschland, können bei der Bewältigung helfen.

Etwa 10 % der Frauen im gebärfähigen Alter leiden an PCOS, und viele von ihnen können nach entsprechender Behandlung eine erfolgreiche Schwangerschaft erleben. Bei Männern können Testosteronersatztherapien in über 60 % der Fälle zu einer Verbesserung der Lebensqualität und der sexuellen Gesundheit führen.

Anomalien der Gebärmutter

Gebärmutteranomalien sind strukturelle Veränderungen der Gebärmutter, die von Geburt an vorhanden sein können oder sich im Laufe des Lebens entwickeln. Sie können die Fruchtbarkeit beeinflussen und das Risiko für Fehlgeburten erhöhen.

Zu den häufigsten Anomalien gehören der Uterus septus (eine Trennwand teilt die Gebärmutter), der Uterus bicornis (eine herzförmige Gebärmutter) und der Uterus didelphys (eine doppelte Gebärmutter). Diese Anomalien können zu Problemen führen, indem sie den Platz für die Einnistung des Embryos verringern oder das Risiko für Frühgeburten und Fehlgeburten erhöhen. Sie werden oft durch einen Ultraschall, eine Hysteroskopie oder eine MRT diagnostiziert.

Die Diagnose einer Gebärmutteranomalie kann für Frauen, die versuchen, schwanger zu werden, emotional sehr belastend sein. Die Aussicht auf Komplikationen oder Schwierigkeiten bei der Empfängnis kann zu Ängsten und Sorgen führen, besonders wenn Fehlgeburten oder Frühgeburten in der Vorgeschichte liegen.

Wenn bei dir eine Gebärmutteranomalie diagnostiziert wird, ist es wichtig, mit einem Gynäkologen über die besten Behandlungsoptionen zu sprechen. In vielen Fällen können chirurgische Eingriffe, wie die Entfernung eines Septums, die Fruchtbarkeit verbessern und das Risiko für Fehlgeburten verringern. Es kann auch hilfreich sein, emotionale Unterstützung in Anspruch zu nehmen, um mit den Ängsten und der Unsicherheit umzugehen, die mit der Diagnose verbunden sind.

Etwa 3-5 % der Frauen haben eine angeborene Gebärmutteranomalie, aber nicht alle haben Probleme mit der Fruchtbarkeit. Frauen, die eine Korrekturoperation erhalten, haben eine erhöhte Chance auf eine erfolgreiche Schwangerschaft. Laut Studien liegt die Erfolgsrate für eine Schwangerschaft nach der Entfernung eines Uterusseptums bei über 80 %.

Anovulation

Anovulation bezeichnet das Ausbleiben des Eisprungs, bei dem die Eierstöcke keine reifen Eizellen freisetzen. Ohne Eisprung ist eine Schwangerschaft nicht möglich. Dies ist eine häufige Ursache für Unfruchtbarkeit bei Frauen.

Anovulation kann durch verschiedene Faktoren verursacht werden, darunter hormonelle Ungleichgewichte, das polyzystische Ovarialsyndrom (PCOS), extremen Stress, übermäßiges Training, niedriges Körpergewicht oder chronische Krankheiten wie Schilddrüsenstörungen. Anovulation kann sich durch unregelmäßige oder ausbleibende Menstruationszyklen äußern, was die Erkennung erschwert. Bluttests zur Überprüfung von Hormonspiegeln (wie LH, FSH und Progesteron) sowie Ultraschalluntersuchungen können helfen, Anovulation zu diagnostizieren.

Frauen, die an Anovulation leiden, haben oft mit Gefühlen der Frustration und Unsicherheit zu kämpfen, insbesondere wenn der Kinderwunsch stark ist. Das Wissen, dass kein Eisprung stattfindet, kann das Gefühl verstärken, dass die Kontrolle über den eigenen Körper verloren geht, was zu Stress und emotionalen Belastungen führt.

Wenn du vermutest, dass du an Anovulation leidest, solltest du deinen Arzt konsultieren. Hormonbehandlungen, wie Clomifen oder Letrozol, können helfen, den Eisprung auszulösen. Auch Lebensstiländerungen, wie die Reduzierung von Stress, eine gesunde Gewichtszunahme oder die Behandlung von Grunderkrankungen, können die Fruchtbarkeit verbessern. Zyklusbeobachtung durch Ovulationstests oder Temperaturmessen kann dir helfen, deinen Eisprung besser zu erkennen.

Anovulation ist für etwa 30-40 % der weiblichen Unfruchtbarkeit verantwortlich. Bei Frauen, die mit Medikamenten wie Clomifen behandelt werden, liegt die Erfolgsrate für das Auslösen eines Eisprungs bei etwa 80 %, und etwa 50 % dieser Frauen werden in den ersten sechs Monaten der Behandlung schwanger.

Anti-Müller-Hormon (AMH)

Das Anti-Müller-Hormon (AMH) ist ein Hormon, das von den kleinen Follikeln in den Eierstöcken produziert wird und Aufschluss über die ovarielle Reserve (die Anzahl der verbleibenden Eizellen) einer Frau gibt. Ein AMH-Test kann helfen, die Fruchtbarkeit zu bewerten, insbesondere bei Frauen, die eine IVF in Erwägung ziehen.

AMH-Werte bleiben während des reproduktiven Lebens einer Frau stabil, bis sie in den Jahren vor der Menopause drastisch abfallen. Ein niedriger AMH-Wert kann auf eine niedrige Eizellreserve hinweisen, während ein hoher AMH-Wert auf das Vorhandensein vieler Follikel hindeutet, wie es bei Frauen mit PCOS der Fall ist. Dieser Test wird oft als Teil der Fruchtbarkeitsdiagnostik verwendet, insbesondere vor einer IVF-Behandlung, um den Erfolg der Stimulation vorherzusagen.

Ein niedriger AMH-Wert kann emotional belastend sein, da er oft als Zeichen für eine abnehmende Fruchtbarkeit interpretiert wird. Frauen, die erfahren, dass ihre Eizellreserve gering ist, haben häufig das Gefühl, dass ihre Zeit für eine Schwangerschaft begrenzt ist, was zu Angst und Stress führen kann.

Wenn dein AMH-Wert niedrig ist, ist es wichtig, schnell mit einem Fruchtbarkeitsspezialisten zusammenzuarbeiten, um deine Optionen zu besprechen. Es könnte sinnvoll sein, die Eizellreserve weiter zu untersuchen und Optionen wie eine IVF oder eine Eizellspende in Betracht zu ziehen. Wenn du über eine Familienplanung nachdenkst, kann eine Eizellkonservierung in Erwägung gezogen werden, um spätere Schwangerschaftsmöglichkeiten zu sichern.

Ein AMH-Test ist ein zuverlässiger Indikator für die ovarielle Reserve, aber nicht der einzige Faktor, der die Fruchtbarkeit bestimmt. Frauen mit niedrigem AMH-Wert haben möglicherweise weniger Eizellen, können aber dennoch mit Behandlungen wie IVF erfolgreich schwanger werden. Die Schwangerschaftsrate mit IVF liegt bei etwa 30-40 % pro Zyklus, abhängig vom Alter der Frau und ihrem AMH-Wert.

Antibiotika sind Medikamente, die Bakterien bekämpfen und Infektionen behandeln. Während sie in vielen Fällen lebensrettend sind, können einige Antibiotika die Fruchtbarkeit bei Männern und Frauen vorübergehend beeinträchtigen, insbesondere wenn sie über längere Zeiträume eingenommen werden.

Bei Männern können bestimmte Antibiotika, wie Tetracycline und Nitrofurantoin, die Spermienqualität und -produktion beeinträchtigen, indem sie die Spermatogenese (die Spermienbildung) stören. Bei Frauen können Antibiotika das natürliche Gleichgewicht der Vaginalflora verändern, was das Risiko für Infektionen erhöht, die die Fruchtbarkeit beeinträchtigen können. Allerdings sind die meisten Antibiotika bei kurzfristiger Einnahme unbedenklich und beeinträchtigen die Fruchtbarkeit nur vorübergehend.

Die Einnahme von Medikamenten kann bei Paaren mit Kinderwunsch Unsicherheiten und Sorgen auslösen. Viele Paare befürchten, dass Medikamente langfristige Auswirkungen auf ihre Fruchtbarkeit haben könnten, was zu unnötigem Stress führen kann.

Wenn du Antibiotika einnehmen musst und dir Sorgen um deine Fruchtbarkeit machst, sprich mit deinem Arzt. Er kann dir Informationen über die möglichen Auswirkungen der Medikamente auf deine Fruchtbarkeit geben und Alternativen vorschlagen, falls dies notwendig ist. Es ist wichtig, Infektionen rechtzeitig zu behandeln, da unbehandelte Infektionen selbst das Risiko für Unfruchtbarkeit erhöhen können.

Die meisten Antibiotika haben keine langfristigen Auswirkungen auf die Fruchtbarkeit. In Fällen, in denen die Spermienproduktion betroffen ist, erholt sie sich in der Regel innerhalb weniger Monate nach Beendigung der Antibiotikatherapie.

Antikörper gegen Spermien

Antikörper gegen Spermien sind eine immunologische Reaktion, bei der das Immunsystem einer Person Spermien als fremde Eindringlinge erkennt und sie angreift. Dies kann die Beweglichkeit der Spermien einschränken oder sie daran hindern, die Eizelle zu befruchten.

Sowohl Männer als auch Frauen können Antikörper gegen Spermien entwickeln. Bei Männern treten diese Antikörper oft nach einer Verletzung der Hoden, einer Infektion oder einer Vasektomie auf. Bei Frauen kann das Immunsystem Spermien im Gebärmutterhals als Bedrohung ansehen und angreifen, was die Befruchtung erschwert. Ein Spermiogramm und spezielle Tests auf Antikörper können helfen, das Vorhandensein dieser Antikörper festzustellen.

Die Diagnose von Antikörpern gegen Spermien kann bei Paaren, die versuchen, schwanger zu werden, Frustration und Unsicherheit auslösen. Diese immunologische Barriere kann wie ein unsichtbares Hindernis erscheinen, das nicht durch einfache Mittel überwunden werden kann, was den emotionalen Druck verstärkt.

Wenn bei dir oder deinem Partner Antikörper gegen Spermien festgestellt wurden, sprich mit einem Spezialisten für Reproduktionsmedizin. In vielen Fällen kann die Intrauterine Insemination (IUI) oder die intrazytoplasmatische Spermieninjektion (ICSI) helfen, das Problem zu umgehen, da die Spermien direkt in die Gebärmutter oder die Eizelle eingebracht werden. Es kann auch hilfreich sein, sich über alternative Möglichkeiten zur Familiengründung zu informieren und emotionale Unterstützung durch Beratungsdienste oder Selbsthilfegruppen zu suchen.

Die Behandlung von Spermienantikörpern durch IUI oder ICSI ist in vielen Fällen erfolgreich. Bei IUI liegt die Schwangerschaftsrate bei etwa 10-20 % pro Zyklus, während die Erfolgsrate bei ICSI bei etwa 30-40 % liegt.

Antioxidantien und Fruchtbarkeit

Antioxidantien sind Moleküle, die helfen, oxidative Schäden in den Zellen zu verhindern. Diese Schäden, die durch freie Radikale verursacht werden, können die Fruchtbarkeit

sowohl bei Männern als auch bei Frauen beeinträchtigen, indem sie die DNA der Eizellen und Spermien schädigen.
Freie Radikale sind instabile Moleküle, die im Körper durch Umweltfaktoren wie Stress, Rauchen und Umweltverschmutzung entstehen. Diese Moleküle können die Zellmembranen, Proteine und die DNA von Eizellen und Spermien schädigen, was zu Unfruchtbarkeit führen kann. Antioxidantien, wie Vitamin C, Vitamin E, Coenzym Q10 und Zink, neutralisieren diese freien Radikale und schützen die Zellen vor Schäden.
Für Paare, die Schwierigkeiten haben, schwanger zu werden, kann das Wissen um die Rolle von Antioxidantien ein Gefühl der Kontrolle und Selbstbestimmung geben. Sie können ihre Fruchtbarkeit durch eine gezielte Ernährungsumstellung und die Einnahme von Nahrungsergänzungsmitteln aktiv unterstützen.
Wenn du deine Fruchtbarkeit durch Antioxidantien verbessern möchtest, achte auf eine ausgewogene Ernährung mit viel Obst und Gemüse. Nahrungsmittel wie Beeren, Nüsse, Spinat und Brokkoli sind reich an Antioxidantien. Es kann auch sinnvoll sein, Nahrungsergänzungsmittel in Absprache mit deinem Arzt in Betracht zu ziehen. Darüber hinaus können Lebensstiländerungen, wie das Aufgeben des Rauchens und das Reduzieren von Stress, dazu beitragen, die Schäden durch freie Radikale zu minimieren.
Studien zeigen, dass Paare, die antioxidantienreiche Nahrungsergänzungsmittel einnehmen, eine um etwa 23 % höhere Chance auf eine Schwangerschaft haben. Antioxidantien verbessern die Spermienqualität bei

Männern und können bei Frauen die Eizellgesundheit und die Embryonalentwicklung unterstützen.

Aromatasehemmer

Aromatasehemmer sind Medikamente, die das Enzym Aromatase blockieren, das für die Umwandlung von Androgenen in Östrogene verantwortlich ist. Sie werden häufig zur Behandlung von hormonabhängigem Brustkrebs eingesetzt, finden aber auch in der Fruchtbarkeitsbehandlung Verwendung, um den Eisprung zu fördern.

Aromatasehemmer, wie Letrozol, werden bei Frauen mit Unfruchtbarkeit aufgrund von ovulatorischen Störungen eingesetzt, insbesondere bei Frauen mit PCOS. Durch die Reduzierung der Östrogenproduktion im Körper wird die Freisetzung von follikelstimulierendem Hormon (FSH) und luteinisierendem Hormon (LH) erhöht, was den Eisprung auslöst.

Frauen, die Aromatasehemmer als Teil ihrer Fruchtbarkeitsbehandlung einnehmen, können mit Unsicherheiten und Sorgen konfrontiert sein, besonders wenn sie zuvor Probleme mit hormonellen Medikamenten hatten. Die Aussicht auf Erfolg bei der Auslösung des Eisprungs kann Hoffnung wecken, aber auch das emotionale Auf und Ab des Kinderwunschprozesses verstärken.

Wenn dir Aromatasehemmer zur Fruchtbarkeitsbehandlung verschrieben werden, sprich mit deinem Arzt über die möglichen Nebenwirkungen und Erfolgsaussichten. Aromatasehemmer werden oft als

Alternative zu Clomifen verwendet, insbesondere bei Frauen, die auf Clomifen nicht gut ansprechen. Es ist ratsam, während der Behandlung den Zyklus durch Ultraschalluntersuchungen überwachen zu lassen, um den Eisprung genau zu bestimmen.

Bei Frauen mit PCOS, die mit Aromatasehemmern behandelt werden, liegt die Erfolgsrate für das Auslösen des Eisprungs bei etwa 60-70 %. Etwa 30-40 % dieser Frauen werden innerhalb von sechs Monaten schwanger.

Asherman-Syndrom

Das Asherman-Syndrom ist eine Erkrankung, bei der Narbengewebe (Adhäsionen) in der Gebärmutterhöhle entsteht, meist infolge von Operationen wie einer Kürettage nach Fehlgeburten oder Geburt. Diese Verwachsungen können den Menstruationszyklus stören und zu Unfruchtbarkeit oder wiederholten Fehlgeburten führen.

Das Asherman-Syndrom entsteht, wenn sich Narbengewebe in der Gebärmutterhöhle bildet und diese teilweise oder vollständig verschließt. Dies kann zu einem Ausbleiben der Menstruation oder nur leichten Blutungen führen, da das Menstruationsblut nicht richtig abfließen kann. Das Syndrom wird oft durch eine Hysteroskopie diagnostiziert, bei der ein dünnes Instrument in die Gebärmutter eingeführt wird, um das Ausmaß der Verwachsungen zu beurteilen.

Die Diagnose des Asherman-Syndroms kann für Frauen mit Kinderwunsch erschütternd sein, besonders wenn es nach einer Fehlgeburt oder einem anderen traumatischen Ereignis auftritt. Die Vorstellung, dass eine frühere

Operation oder Behandlung die Ursache für die Fruchtbarkeitsprobleme ist, kann Schuldgefühle und Trauer auslösen.

Wenn bei dir das Asherman-Syndrom diagnostiziert wird, ist es wichtig, einen spezialisierten Gynäkologen aufzusuchen. In vielen Fällen können die Verwachsungen operativ entfernt werden, was die Fruchtbarkeit wiederherstellen kann. Nach der Operation kann es notwendig sein, eine Hormontherapie zu erhalten, um das Nachwachsen des Endometriums zu fördern und neue Verwachsungen zu verhindern. Es kann hilfreich sein, sich emotionalen Beistand durch einen Therapeuten oder eine Selbsthilfegruppe zu suchen, um die psychischen Belastungen zu bewältigen.

Die chirurgische Behandlung des Asherman-Syndroms ist in etwa 70-80 % der Fälle erfolgreich, und viele Frauen können nach der Operation wieder schwanger werden. Bei Frauen mit schwereren Formen des Syndroms kann die Fruchtbarkeit jedoch beeinträchtigt bleiben, und alternative Fortpflanzungsmethoden wie die IVF könnten notwendig sein.

Autoimmunerkrankungen und Fruchtbarkeit

Autoimmunerkrankungen treten auf, wenn das Immunsystem irrtümlich körpereigenes Gewebe angreift. Verschiedene Autoimmunerkrankungen wie Lupus, Hashimoto-Thyreoiditis und rheumatoide Arthritis können die Fruchtbarkeit beeinträchtigen. Diese Erkrankungen führen häufig zu Entzündungen und hormonellen

Ungleichgewichten, die es schwieriger machen, schwanger zu werden oder eine Schwangerschaft aufrechtzuerhalten. Autoimmunerkrankungen können die Fortpflanzungsorgane direkt oder indirekt beeinflussen. Zum Beispiel kann bei Frauen mit Lupus das Risiko für Fehlgeburten erhöht sein, da die Krankheit Blutgerinnsel und Entzündungen verursachen kann. Hashimoto-Thyreoiditis, eine Autoimmunerkrankung der Schilddrüse, kann zu einem Ungleichgewicht der Schilddrüsenhormone führen, das den Eisprung und die Einnistung des Embryos stört. Viele Frauen mit Autoimmunerkrankungen haben Schwierigkeiten, schwanger zu werden oder die Schwangerschaft voll auszutragen.

Die Diagnose einer Autoimmunerkrankung kann entmutigend sein, besonders wenn sie die Fruchtbarkeit betrifft. Die Vorstellung, dass der eigene Körper gegen die Fruchtbarkeit arbeitet, kann belastend und frustrierend sein. Frauen, die versuchen, schwanger zu werden, könnten sich von ihren medizinischen Problemen überwältigt fühlen und Unterstützung bei der Bewältigung des psychischen Drucks benötigen.

Wenn du an einer Autoimmunerkrankung leidest und schwanger werden möchtest, solltest du einen Facharzt für Reproduktionsmedizin aufsuchen, der Erfahrung mit Autoimmunerkrankungen hat. Es ist wichtig, deine Erkrankung gut unter Kontrolle zu halten, bevor du versuchst, schwanger zu werden. In manchen Fällen kann eine Therapie mit Immunsuppressiva oder eine gerinnungshemmende Behandlung notwendig sein, um das Risiko für Fehlgeburten zu reduzieren. Darüber hinaus kann eine genetische Beratung helfen, mögliche Risiken besser zu verstehen.

Obwohl Autoimmunerkrankungen die Fruchtbarkeit beeinträchtigen können, haben viele Frauen mit einer gut kontrollierten Erkrankung eine erfolgreiche Schwangerschaft. Bei Frauen mit Lupus liegt das Risiko für Fehlgeburten bei etwa 20 %, aber mit einer sorgfältigen medizinischen Überwachung und Behandlung kann dieses Risiko gesenkt werden.

Autoimmunerkrankungen und Schwangerschaft

Während der Schwangerschaft kann eine bestehende Autoimmunerkrankung verstärkt werden oder in Remission gehen. Autoimmunerkrankungen wie Lupus, rheumatoide Arthritis und Morbus Crohn können während der Schwangerschaft zu Komplikationen führen und erfordern daher eine engmaschige ärztliche Überwachung.

Während der Schwangerschaft verändert sich das Immunsystem einer Frau, was zu einer Verschlimmerung oder Verbesserung der Symptome von Autoimmunerkrankungen führen kann. Bei Frauen mit Lupus besteht ein erhöhtes Risiko für Präeklampsie, Frühgeburten und Fehlgeburten. Die Schwangerschaftshormone können jedoch auch zu einer Verbesserung der Symptome bei Erkrankungen wie rheumatoider Arthritis führen. Viele Frauen mit Autoimmunerkrankungen können eine gesunde Schwangerschaft erleben, benötigen jedoch möglicherweise eine Anpassung ihrer Medikation, da einige

Immunsuppressiva und entzündungshemmende Medikamente in der Schwangerschaft kontraindiziert sind. Die Unsicherheit, wie sich eine Autoimmunerkrankung auf die Schwangerschaft auswirken wird, kann bei werdenden Müttern Stress und Angst verursachen. Besonders, wenn die Krankheit in der Vergangenheit zu Komplikationen geführt hat, kann die Vorstellung einer Schwangerschaft mit zusätzlichen Ängsten und Sorgen verbunden sein.

Es ist entscheidend, dass du vor und während der Schwangerschaft eng mit einem Arzt zusammenarbeitest, der sich auf Autoimmunerkrankungen und Schwangerschaft spezialisiert hat. Dein Arzt kann deine Medikation anpassen und einen Plan entwickeln, um deine Erkrankung während der Schwangerschaft zu überwachen und mögliche Komplikationen zu minimieren. Selbsthilfegruppen und Beratung können ebenfalls wertvolle Unterstützung bieten.

Statistiken und Erfolgsaussichten: Frauen mit gut kontrollierten Autoimmunerkrankungen haben häufig erfolgreiche Schwangerschaften. Bei Lupus-Patientinnen kann das Risiko für Frühgeburten oder andere Komplikationen bei etwa 25 % liegen, was eine regelmäßige medizinische Überwachung notwendig macht.

Azoospermie

Azoospermie ist der vollständige Mangel an Spermien im Ejakulat eines Mannes und eine der häufigsten Ursachen für männliche Unfruchtbarkeit. Sie kann durch Blockaden in den Samenleitern (obstruktive Azoospermie) oder durch ein

Versagen der Hoden, Spermien zu produzieren (nicht-obstruktive Azoospermie), verursacht werden.

Obstruktive Azoospermie tritt auf, wenn die Samenleiter, die Spermien von den Hoden in die Samenflüssigkeit transportieren, blockiert sind. Diese Blockaden können durch Verletzungen, Infektionen oder genetische Störungen verursacht werden. Bei der nicht-obstruktiven Azoospermie produzieren die Hoden keine oder nur sehr wenige Spermien, was auf hormonelle Probleme, genetische Anomalien oder Schäden an den Hoden zurückzuführen sein kann. Zur Diagnose wird ein Spermiogramm und eine Hormonuntersuchung durchgeführt, gefolgt von einer Hodenbiopsie, um die Ursache festzustellen.

Für Männer, die mit Azoospermie diagnostiziert werden, kann die Diagnose schockierend und emotional belastend sein. Die Vorstellung, keine biologischen Kinder zeugen zu können, kann Gefühle der Unzulänglichkeit und Trauer auslösen. Es ist wichtig, emotionale Unterstützung und Beratung zu suchen, um mit diesen Gefühlen umzugehen.

Wenn bei dir Azoospermie diagnostiziert wurde, solltest du mit einem Facharzt für männliche Fruchtbarkeit zusammenarbeiten, um die Ursache zu ermitteln. In vielen Fällen kann eine chirurgische Behandlung, wie die Wiederherstellung der Durchgängigkeit der Samenleiter oder die Entnahme von Spermien direkt aus den Hoden (TESE), helfen, die Fruchtbarkeit wiederherzustellen. In Fällen, in denen keine Spermien gewonnen werden können, kann eine Samenspende eine Möglichkeit sein.

Etwa 1 % der Männer leiden an Azoospermie. Bei obstruktiver Azoospermie können bis zu 90 % der Männer durch chirurgische Eingriffe erfolgreich Spermien gewinnen, die für eine In-vitro-Fertilisation (IVF) verwendet werden können. Bei nicht-obstruktiver Azoospermie sind die Erfolgschancen geringer, aber die TESE-Methode kann in etwa 30-50 % der Fälle Spermien finden.

Abstillen

Abstillen bezeichnet den Prozess, bei dem das Stillen allmählich beendet und das Baby auf feste Nahrung umgestellt wird. Während der Stillzeit unterdrückt das Hormon Prolaktin den Eisprung, sodass es bei manchen Frauen schwierig sein kann, während der Stillzeit schwanger zu werden.

Während des Stillens wird das Hormon Prolaktin in großen Mengen ausgeschüttet, was die Milchproduktion fördert, aber gleichzeitig den Eisprung hemmt. Bei Frauen, die längere Zeit stillen, kann es daher zu einer Verzögerung des Eisprungs kommen, was eine Empfängnis erschwert. Sobald das Stillen beendet wird, normalisiert sich der Hormonhaushalt und der Menstruationszyklus kehrt in der Regel innerhalb weniger Monate zurück.

Der Abstillprozess kann sowohl für die Mutter als auch für das Baby emotional herausfordernd sein. Viele Mütter fühlen sich während des Abstillens schuldig oder traurig, weil sie das Gefühl haben, eine besondere Bindung zu ihrem Baby aufzugeben. Gleichzeitig kann es Erleichterung bringen, wieder mehr Kontrolle über den eigenen Körper zu haben, insbesondere wenn ein weiterer Kinderwunsch besteht.

Wenn du planst, ein weiteres Kind zu bekommen, aber noch stillst, kann es sinnvoll sein, allmählich abzustillen, um den

Eisprung wieder in Gang zu bringen. Sprich mit deinem Arzt über den besten Zeitpunkt für dich und dein Baby, um das Stillen zu beenden. Es kann auch hilfreich sein, den Prozess langsam und in deinem eigenen Tempo anzugehen, um sowohl dir als auch deinem Baby Zeit zur Anpassung zu geben.

Bei Frauen, die vollständig abstillen, kehrt der Eisprung in der Regel innerhalb von sechs Wochen bis drei Monaten zurück. Viele Frauen werden nach dem Abstillen wieder regelmäßig fruchtbar und können problemlos schwanger werden.

Antralfollicelzählung

Die Antralfollicelzählung ist ein Ultraschalltest, der die Anzahl der kleinen Follikel in den Eierstöcken misst. Dieser Test wird verwendet, um die ovarielle Reserve zu bewerten, also die Anzahl der Eizellen, die in den Eierstöcken verbleiben, und gibt Hinweise auf die Fruchtbarkeit einer Frau.

Während eines Ultraschalls werden die Antralfollikel in den Eierstöcken gezählt. Diese Follikel enthalten unreife Eizellen, die potenziell in einem Zyklus heranreifen könnten. Eine hohe Antralfollicelzahl deutet auf eine gute ovarielle Reserve hin, während eine niedrige Zahl auf eine geringe Eierstockreserve und möglicherweise eine verringerte Fruchtbarkeit hinweist. Die Antralfollicelzählung wird häufig zusammen mit einem Anti-Müller-Hormon (AMH)-Test durchgeführt, um eine genauere Einschätzung der Fruchtbarkeit zu ermöglichen.

Eine niedrige Antralfollicelzahl kann bei Frauen, die schwanger werden möchten, Ängste und Unsicherheit auslösen. Die Vorstellung, dass die eigene Eizellreserve erschöpft ist, kann emotional belastend sein, insbesondere wenn der Kinderwunsch stark ist.

Wenn deine Antralfollicelzahl niedrig ist, solltest du nicht sofort in Panik geraten. Die Antralfollicelzählung ist nur ein Teil des gesamten Fruchtbarkeitsbildes. Es ist ratsam, mit einem Fruchtbarkeitsspezialisten zu sprechen, der dir deine Optionen erklärt. In vielen Fällen kann eine IVF in Betracht gezogen werden, und in schwereren Fällen könnte eine Eizellspende eine Option sein.

Frauen mit einer niedrigen Antralfollicelzahl haben eine geringere Wahrscheinlichkeit, spontan schwanger zu werden, aber viele Frauen mit niedriger Eierstockreserve können mit Fruchtbarkeitsbehandlungen erfolgreich schwanger werden. Etwa 40-50 % der Frauen, die eine IVF durchführen, haben gute Erfolgsaussichten, auch wenn die Antralfollicelzahl gering ist.

Akzidentielle Blutung

Eine akzidentielle Blutung ist eine unerwartete oder ungewöhnliche Blutung während der Schwangerschaft. Diese kann durch verschiedene Ursachen wie Plazentaprobleme, Infektionen oder Fehlgeburten ausgelöst werden.

Blutungen während der Schwangerschaft können in verschiedenen Stadien auftreten. Im ersten Trimester sind sie oft harmlos und können auf die Einnistung des Embryos zurückzuführen sein. In späteren Stadien können Blutungen jedoch auf ernsthafte Probleme wie eine Plazentaablösung oder eine Präeklampsie hindeuten. Es ist wichtig, dass jede Blutung während der Schwangerschaft sofort ärztlich abgeklärt wird, um sicherzustellen, dass keine Gefahr für Mutter und Kind besteht.

Blutungen in der Schwangerschaft können Panik und Angst auslösen, da sie oft mit dem Verlust des Babys in Verbindung gebracht werden. Selbst wenn die Blutung harmlos ist, können diese Ängste anhaltend sein und die Freude an der Schwangerschaft beeinträchtigen. Es ist wichtig, emotionale Unterstützung zu suchen und mit dem Arzt über alle Bedenken zu sprechen.

Wenn du während der Schwangerschaft Blutungen bemerkst, solltest du sofort einen Arzt aufsuchen, um die Ursache abzuklären. In vielen Fällen können Bettruhe oder Schonung erforderlich sein, um die Blutung zu kontrollieren. Bei schwereren Blutungen kann eine engmaschige Überwachung im Krankenhaus notwendig sein. Es ist auch wichtig, psychologische Unterstützung in Anspruch zu nehmen, um mit den Ängsten umzugehen, die durch die Blutung ausgelöst werden.

Etwa 20-30 % der Frauen erleben während der frühen Schwangerschaft Blutungen, und in den meisten Fällen führen diese nicht zu einer Fehlgeburt. Blutungen im späteren Verlauf der Schwangerschaft erfordern jedoch eine gründliche Untersuchung, um ernsthafte Komplikationen auszuschließen.

Adipositas und Schwangerschaft

Adipositas, oder Fettleibigkeit, während der Schwangerschaft kann sowohl für die Mutter als auch für das Baby Komplikationen verursachen. Frauen mit einem hohen Body-Mass-Index (BMI) haben ein erhöhtes Risiko für Schwangerschaftsdiabetes, Bluthochdruck, Präeklampsie und Frühgeburten.

Adipositas kann die Schwangerschaft erschweren, da das Übergewicht hormonelle und metabolische Ungleichgewichte verursacht. Diese erhöhen das Risiko für Schwangerschaftsdiabetes und Bluthochdruck, die beide das Wohl des Babys gefährden können. Darüber hinaus besteht bei Frauen mit Adipositas ein höheres Risiko für Komplikationen während der Geburt, einschließlich Kaiserschnittentbindungen und schwereren Blutungen nach der Geburt.

Schwangere Frauen mit Adipositas können mit negativen Vorurteilen und Schamgefühlen konfrontiert sein. Das Gewicht kann eine Quelle von Selbstzweifeln und Ängsten sein, besonders wenn das Risiko für Komplikationen angesprochen wird. Es ist wichtig, sich Unterstützung und Ermutigung zu suchen, um das Vertrauen in den eigenen Körper zu stärken.

Es ist wichtig, dass du während der Schwangerschaft regelmäßig medizinisch überwacht wirst, um mögliche Komplikationen frühzeitig zu erkennen und zu behandeln. Eine gesunde Ernährung und moderate Bewegung können dir helfen, während der Schwangerschaft ein gesundes Gewicht zu halten. Beratung durch einen Ernährungsberater oder ein spezialisiertes Schwangerschaftsfitnessprogramm kann hilfreich sein, um

den Verlauf der Schwangerschaft so gesund wie möglich zu gestalten.
Etwa 15-20 % der schwangeren Frauen leiden an Adipositas, und diese Frauen haben ein bis zu dreifach erhöhtes Risiko für Schwangerschaftskomplikationen. Mit einer sorgfältigen Überwachung und einer gesunden Lebensweise können jedoch viele Frauen mit Adipositas eine komplikationsfreie Schwangerschaft erleben.

Anämie in der Schwangerschaft

Anämie ist ein Zustand, bei dem der Körper nicht genug rote Blutkörperchen hat, um den Sauerstoffbedarf zu decken. Während der Schwangerschaft steigt der Bedarf an Eisen und anderen Nährstoffen, was das Risiko für eine Anämie erhöht. Eine Anämie kann zu Müdigkeit, Schwäche und ernsthaften Komplikationen für Mutter und Kind führen, wenn sie unbehandelt bleibt.

Schwangere Frauen benötigen mehr Eisen, um die erhöhte Blutproduktion zu unterstützen und das wachsende Baby zu versorgen. Eine Eisenmangelanämie tritt auf, wenn der Körper nicht genug Eisen aufnimmt oder speichert. Zu den Symptomen gehören Müdigkeit, blasse Haut, Schwindel und Kurzatmigkeit. Unbehandelt kann Anämie zu Frühgeburten, niedrigem Geburtsgewicht und Wachstumsproblemen des Babys führen. Ein einfacher Bluttest kann Anämie diagnostizieren, und die Behandlung erfolgt in der Regel durch die Einnahme von Eisenpräparaten.

Anämie kann dazu führen, dass sich Frauen während der Schwangerschaft schwach und erschöpft fühlen, was zusätzliche Ängste auslösen kann. Frauen könnten besorgt sein, ob sie genug Nährstoffe für ihr Baby aufnehmen und ob die Anämie langfristige Auswirkungen auf die Gesundheit des Kindes hat.

Wenn bei dir während der Schwangerschaft eine Anämie diagnostiziert wird, solltest du sicherstellen, dass du ausreichend Eisen zu dir nimmst. Eisenpräparate und eine eisenreiche Ernährung mit Lebensmitteln wie rotem Fleisch, grünem Blattgemüse und Hülsenfrüchten können helfen, den Eisenmangel auszugleichen. Es ist auch wichtig, Vitamin C aufzunehmen, um die Eisenaufnahme zu verbessern. Sprich mit deinem Arzt über die beste Vorgehensweise.

Etwa 15-25 % der schwangeren Frauen weltweit leiden an Eisenmangelanämie. Mit der richtigen Behandlung kann eine Anämie jedoch schnell behoben werden, und die meisten Frauen haben eine gesunde Schwangerschaft, ohne dass das Baby beeinträchtigt wird.

Rund um die Basaltemperatur

Die Basaltemperatur ist die Körpertemperatur, die direkt nach dem Aufwachen gemessen wird, bevor du aufstehst oder körperlich aktiv wirst. Sie verändert sich im Laufe des Menstruationszyklus und kann genutzt werden, um den Eisprung zu erkennen, da die Temperatur nach dem Eisprung leicht ansteigt.

Vor dem Eisprung liegt die Basaltemperatur in der Regel zwischen 36,1°C und 36,4°C. Etwa ein bis zwei Tage nach dem Eisprung steigt die Temperatur aufgrund des Progesterons, das nach der Freisetzung der Eizelle

produziert wird, auf etwa 36,4°C bis 37°C. Diese Temperaturerhöhung hält bis zur nächsten Periode an. Wenn die Basaltemperatur über 18 Tage erhöht bleibt, könnte dies auf eine Schwangerschaft hinweisen.
Die Überwachung der Basaltemperatur kann Paaren mit Kinderwunsch helfen, den Eisprung genau zu bestimmen und die Chancen auf eine Schwangerschaft zu erhöhen. Es kann aber auch zu Stress führen, wenn der Eisprung nicht regelmäßig oder schwer vorhersehbar ist. Einige Frauen fühlen sich durch die tägliche Temperaturmessung unter Druck gesetzt.
Wenn du deine Basaltemperatur messen möchtest, ist es wichtig, jeden Morgen zur gleichen Zeit und mit einem speziellen Basalthermometer zu messen. Apps und Zykluskalender können helfen, die Veränderungen aufzuzeichnen. Wenn du nach mehreren Zyklen keine klare Temperaturerhöhung siehst, könnte dies auf eine Anovulation hinweisen, und es wäre ratsam, einen Arzt aufzusuchen.
Die Basaltemperaturmethode hat bei richtiger Anwendung eine Erfolgsquote von etwa 70 % bei der Vorhersage des Eisprungs. Viele Paare kombinieren diese Methode mit Ovulationstests, um die fruchtbaren Tage besser zu erkennen.

Genauer erklärt:
Der Basaltemperaturabfall tritt meist kurz vor dem Eisprung auf. Deine Körpertemperatur sinkt leicht ab, was darauf hinweist, dass der Eisprung bald bevorsteht. Dieser Abfall kann für dich ein wichtiges Zeichen sein, wenn du versuchst, schwanger zu werden, denn es bedeutet, dass dein Körper bald eine Eizelle freisetzen wird. Dies ist der

perfekte Zeitpunkt für dich, um mit deinem Partner Geschlechtsverkehr zu haben, wenn du eine Schwangerschaft anstrebst. Wenn du diesen Abfall beobachtest, solltest du also auf eine mögliche Veränderung achten, um den optimalen Zeitpunkt für den Geschlechtsverkehr nicht zu verpassen.

Der Basaltemperaturanstieg ist das Gegenteil des Abfalls und tritt nach dem Eisprung auf. Nachdem das Ei freigesetzt wurde, steigt die Basaltemperatur leicht an, da der Hormonspiegel, insbesondere Progesteron, ansteigt. Dies zeigt dir, dass der Eisprung vorbei ist und die fruchtbare Phase vorüber ist. Der Anstieg bleibt bis zum Ende des Zyklus bestehen, und wenn keine Schwangerschaft eintritt, sinkt die Temperatur wieder mit Beginn der Menstruation. Wenn du den Temperaturanstieg bemerkst, weißt du, dass die fruchtbaren Tage vorüber sind.

Die Basaltemperaturauswertung erfolgt, indem du die gemessenen Temperaturen über den Zyklus hinweg beobachtest und analysierst. Du kannst dadurch Muster erkennen, die dir helfen, deinen Eisprung und den Verlauf deines Zyklus besser zu verstehen. Es ist hilfreich, die Messungen über mehrere Zyklen hinweg aufzuzeichnen, um ein klares Bild deines persönlichen Zyklus zu bekommen. Wenn du regelmäßig deine Basaltemperatur auswertest, kannst du auch frühzeitig mögliche Unregelmäßigkeiten erkennen, wie zum Beispiel einen ausbleibenden Eisprung, und rechtzeitig einen Arzt konsultieren.

Ein Basaltemperaturdiagramm ist eine grafische Darstellung deiner gemessenen Temperaturen. Du trägst jeden Tag den gemessenen Wert in ein Diagramm ein, sodass du den Temperaturverlauf über deinen Zyklus hinweg verfolgen kannst. Anhand dieses Diagramms kannst du den Temperaturabfall und den Temperaturanstieg leicht erkennen und somit deine fruchtbaren Tage ermitteln. Dieses Diagramm ist ein wichtiges Hilfsmittel, um deine Fruchtbarkeit und deinen Zyklus besser zu verstehen.

Basaltemperaturkurve

Die Basaltemperaturkurve zeigt die täglichen Basaltemperaturwerte über den gesamten Menstruationszyklus hinweg an. Sie wird verwendet, um Muster zu erkennen, die auf den Eisprung und die fruchtbaren Tage hinweisen.

Während der Follikelphase (vor dem Eisprung) bleibt die Basaltemperatur relativ niedrig. Nach dem Eisprung, während der Lutealphase, steigt die Temperatur an. Eine typische Basaltemperaturkurve zeigt eine deutliche Temperaturerhöhung nach dem Eisprung, die bis zur Menstruation anhält. Eine flache Kurve ohne Temperaturanstieg könnte auf einen anovulatorischen Zyklus hindeuten, während eine konstant hohe Temperatur nach der erwarteten Periode auf eine Schwangerschaft hindeuten könnte.

Das tägliche Führen einer Basaltemperaturkurve kann ein Gefühl der Kontrolle und Sicherheit geben, da du deinen Zyklus besser verstehen und den Eisprung präzise bestimmen kannst. Gleichzeitig kann es jedoch auch frustrierend sein, wenn der erwartete Temperaturanstieg ausbleibt oder schwer zu interpretieren ist.

Du kannst deine Basaltemperaturkurve mit speziellen Zyklus-Apps oder in einem physischen Kalender festhalten.

Wenn du Unregelmäßigkeiten bemerkst, könnte ein Gespräch mit einem Frauenarzt oder einem Fruchtbarkeitsspezialisten hilfreich sein, um hormonelle Ungleichgewichte oder andere Probleme zu identifizieren. Zyklus-Apps wie Clue oder FEMM können dir dabei helfen, deine Basaltemperatur zu verfolgen.

Studien zeigen, dass Frauen, die ihre Basaltemperatur über mehrere Zyklen hinweg genau überwachen, ihre Chancen auf eine Schwangerschaft um etwa 30 % erhöhen können, indem sie die fruchtbaren Tage gezielt nutzen.

Die Basaltemperaturmessung ist der erste Schritt, um all diese Informationen zu sammeln. Sie erfolgt direkt nach dem Aufwachen, bevor du irgendetwas anderes tust, und idealerweise immer zur gleichen Zeit. Es ist wichtig, dass du ein Thermometer verwendest, das auf zwei Nachkommastellen genau misst, um die leichten Schwankungen in der Temperatur genau erfassen zu können. Die Regelmäßigkeit der Messung ist entscheidend, um zuverlässige Daten zu erhalten.

Die Basaltemperaturmethode ist eine Form der natürlichen Familienplanung, bei der du deine tägliche Basaltemperatur misst, um den Eisprung zu bestimmen. Sie wird sowohl von Frauen genutzt, die versuchen, schwanger zu werden, als auch von denen, die eine Schwangerschaft verhindern möchten. Indem du den Zeitpunkt deines Eisprungs ermittelst, kannst du die fruchtbaren Tage besser einordnen und deine Familienplanung entsprechend steuern.

Die Basaltemperaturmethode zur Empfängnisverhütung basiert darauf, dass du während deiner fruchtbaren Tage auf Geschlechtsverkehr verzichtest oder eine andere

Verhütungsmethode verwendest. Diese Methode erfordert ein gutes Verständnis deines Zyklus und konsequente Temperaturmessungen. Sie ist eine hormonfreie Methode, bei der du deinen Körper genau beobachtest und die Zeichen deines Zyklus auswertest, um eine Schwangerschaft zu verhindern. Sie ist jedoch nicht so sicher wie andere Verhütungsmethoden und erfordert viel Disziplin.

Ein Basaltemperaturrechner ist ein digitales Hilfsmittel, das dir hilft, deine gemessenen Basaltemperaturwerte auszuwerten und den Zeitpunkt des Eisprungs vorherzusagen. Du gibst deine täglichen Messungen in den Rechner ein, und dieser berechnet anhand der Temperaturveränderungen, wann dein Eisprung stattfinden wird oder stattgefunden hat. Solche Rechner sind nützlich, wenn du dir die manuelle Auswertung ersparen möchtest und eine schnelle Übersicht über deinen Zyklus haben möchtest.

Die Basaltemperatur und Eisprungvorhersage sind eng miteinander verbunden. Durch die regelmäßige Messung der Basaltemperatur kannst du den Eisprung vorhersagen, indem du auf den leichten Temperaturabfall vor dem Eisprung und den Anstieg danach achtest. Dies hilft dir, deine fruchtbaren Tage gezielt zu nutzen, wenn du schwanger werden möchtest, oder diese zu vermeiden, wenn du nicht schwanger werden möchtest.

Die Basaltemperatur und Fruchtbarkeit stehen in einem engen Zusammenhang. Indem du deine Basaltemperatur beobachtest, kannst du genau feststellen, wann du am fruchtbarsten bist. Der Temperaturanstieg nach dem Eisprung zeigt dir, dass der beste Zeitpunkt für eine

Empfängnis vorbei ist. Die Messung der Basaltemperatur ist eine bewährte Methode, um deine Fruchtbarkeit zu überwachen und besser zu verstehen.

Die Basaltemperatur und hormonelle Schwankungen beeinflussen sich gegenseitig. Hormonelle Veränderungen, insbesondere der Anstieg des Progesterons nach dem Eisprung, führen zu einem Temperaturanstieg. Dieser Temperaturanstieg bleibt während der lutealen Phase (der Phase nach dem Eisprung) bestehen. Durch die Beobachtung dieser Schwankungen kannst du herausfinden, ob dein Hormonhaushalt im Gleichgewicht ist oder ob es Anzeichen für Störungen gibt, die die Fruchtbarkeit beeinträchtigen könnten.

Die Basaltemperatur und luteale Phase hängen eng zusammen, da der Temperaturanstieg nach dem Eisprung in die luteale Phase fällt. Diese Phase dauert in der Regel etwa 12 bis 16 Tage und endet mit dem Beginn der Menstruation, wenn keine Schwangerschaft eingetreten ist. Wenn die Basaltemperatur während dieser Phase niedrig bleibt oder stark schwankt, könnte das ein Zeichen für eine hormonelle Störung sein, wie eine Lutealphaseninsuffizienz, die eine Schwangerschaft erschweren kann.

Die Basaltemperatur und Progesteronspiegel stehen ebenfalls in direktem Zusammenhang. Der Progesteronspiegel steigt nach dem Eisprung an und führt zu einer Erhöhung der Basaltemperatur. Wenn deine Temperatur nach dem Eisprung konstant erhöht bleibt, zeigt dies an, dass der Progesteronspiegel ausreichend ist, um die Gebärmutterschleimhaut auf eine mögliche Einnistung vorzubereiten. Bei einem niedrigen Progesteronspiegel könnte die Temperatur unregelmäßig bleiben, was auf Schwierigkeiten bei der Aufrechterhaltung einer Schwangerschaft hinweisen kann.

Die Basaltemperatur und Schwangerschaftsanzeichen können dir Hinweise darauf geben, ob du schwanger bist. Wenn deine Temperatur nach dem Eisprung für mehr als 18 Tage erhöht bleibt und nicht wie gewöhnlich vor der Menstruation abfällt, könnte dies ein Anzeichen dafür sein, dass du schwanger bist. Viele Frauen nutzen die Basaltemperaturmethode, um frühzeitig mögliche Anzeichen einer Schwangerschaft zu erkennen.

Die Basaltemperatur und Zyklusbeobachtung sind wichtige Werkzeuge, um deinen Menstruationszyklus besser zu verstehen. Durch die tägliche Messung kannst du Muster erkennen und herausfinden, ob dein Zyklus regelmäßig ist und ob dein Eisprung in jeder Phase des Zyklus stattfindet. Dies ist besonders hilfreich, wenn du einen unregelmäßigen Zyklus hast oder herausfinden möchtest, ob deine Hormone im Gleichgewicht sind.

Das Basaltemperaturmonitoring ist eine Methode, bei der du deine Basaltemperatur über mehrere Zyklen hinweg systematisch aufzeichnest und analysierst. Es ist eine natürliche Möglichkeit, deine Fruchtbarkeit zu überwachen und Unregelmäßigkeiten frühzeitig zu erkennen. Wenn du regelmäßig deine Basaltemperatur misst, kannst du nicht nur deine fruchtbaren Tage bestimmen, sondern auch andere gesundheitliche Probleme frühzeitig entdecken.

Bakterielle Vaginose

Die bakterielle Vaginose (BV) ist eine häufige vaginale Infektion, die durch ein Ungleichgewicht der natürlichen Bakterienflora in der Vagina verursacht wird. Sie ist durch einen fischartigen Geruch, Juckreiz und ungewöhnlichen Ausfluss gekennzeichnet und kann, wenn sie unbehandelt bleibt, das Risiko für Frühgeburten und andere Komplikationen während der Schwangerschaft erhöhen.

Normalerweise überwiegen in der Vagina "gute" Bakterien (Laktobazillen), die ein saures Milieu schaffen und Infektionen vorbeugen. Bei einer bakteriellen Vaginose vermehren sich jedoch "schlechte" Bakterien, wie Gardnerella vaginalis, und stören das natürliche Gleichgewicht. Dies führt zu den typischen Symptomen. BV kann durch bestimmte Lebensgewohnheiten wie häufigen Geschlechtsverkehr, die Verwendung von Duftseifen oder Scheidenspülungen begünstigt werden.

Frauen, die an BV leiden, empfinden oft Scham oder Verlegenheit, insbesondere wegen des starken Geruchs und des unangenehmen Ausflusses. In manchen Fällen kann die Infektion auch das Selbstbewusstsein und das Wohlbefinden in sexuellen Beziehungen beeinträchtigen.

Wenn du Symptome einer BV bemerkst, solltest du einen Frauenarzt aufsuchen, um eine genaue Diagnose zu erhalten. BV kann in der Regel leicht mit Antibiotika wie Metronidazol oder Clindamycin behandelt werden. Es ist wichtig, den Anweisungen des Arztes genau zu folgen und auf Duftstoffe oder aggressive Reinigungsmittel zu verzichten, die das Vaginalmilieu weiter stören könnten.

Etwa 20 % der Frauen im gebärfähigen Alter entwickeln irgendwann in ihrem Leben eine bakterielle Vaginose. Die meisten Fälle lassen sich erfolgreich mit einer Antibiotikakur behandeln, aber etwa 30 % der Frauen erleben innerhalb von drei Monaten einen Rückfall.

Befruchtung

Die Befruchtung bezeichnet den Moment, in dem ein Spermium die Eizelle durchdringt und die beiden Zellkerne verschmelzen, wodurch eine Zygote entsteht, der erste Schritt zur Bildung eines Embryos. Dieser Prozess markiert den Beginn einer Schwangerschaft.

Während des Eisprungs wird eine reife Eizelle aus dem Eierstock freigesetzt und bewegt sich in den Eileiter, wo sie auf Spermien trifft. Nur ein Spermium kann in die Eizelle eindringen, was durch die Enzyme im Akrosom des Spermiums ermöglicht wird. Sobald die Befruchtung erfolgt ist, beginnt sich die Zygote zu teilen, und der Embryo wandert zur Gebärmutter, um sich einzunisten.

Für Paare mit Kinderwunsch kann die Befruchtung als ein bedeutender und emotionaler Moment erlebt werden, der den Beginn eines neuen Lebens markiert. Bei Paaren, die Schwierigkeiten haben, schwanger zu werden, kann der Weg zur Befruchtung jedoch von Ängsten und Frustrationen geprägt sein.

Wenn du Schwierigkeiten hast, schwanger zu werden, könnte eine Fruchtbarkeitsuntersuchung für dich und deinen Partner hilfreich sein. In-vitro-Fertilisation (IVF) oder intrazytoplasmatische Spermieninjektion (ICSI) sind Optionen, die bei Paaren mit Befruchtungsproblemen häufig erfolgreich sind. Sprich mit einem Fruchtbarkeitsspezialisten über deine Möglichkeiten.

Bei natürlichen Befruchtungsversuchen liegt die Erfolgswahrscheinlichkeit pro Zyklus bei etwa 20-25 % bei Frauen unter 35 Jahren. Diese Wahrscheinlichkeit sinkt mit dem Alter. IVF bietet eine Erfolgsrate von etwa 30-40 % pro Zyklus, abhängig vom Alter und der Ursache der Unfruchtbarkeit.

Behandlungsschema bei Kinderwunsch

Ein Behandlungsschema bei Kinderwunsch umfasst verschiedene Schritte und medizinische Interventionen, die individuell auf die Bedürfnisse des Paares abgestimmt sind. Ziel dieser Behandlungen ist es, Paaren mit Fruchtbarkeitsproblemen zu helfen, ihren Traum von einer Schwangerschaft zu verwirklichen. Diese Reise beginnt oft mit einer gründlichen Fruchtbarkeitsuntersuchung bei beiden Partnern. Zu diesen Untersuchungen gehören in der Regel Bluttests, um die Hormonspiegel zu bestimmen, Ultraschalluntersuchungen, um die Gebärmutter und die Eierstöcke zu bewerten, sowie ein Spermiogramm, um die Spermienqualität des Mannes zu analysieren.

Auf Basis dieser ersten Ergebnisse kann der behandelnde Arzt das weitere Vorgehen planen. In den frühen Phasen der Behandlung werden häufig Medikamente verschrieben, die den Eisprung fördern oder die Spermienqualität verbessern. Diese Medikamente helfen dabei, den Körper optimal auf eine Schwangerschaft vorzubereiten. Wenn diese medikamentöse Behandlung nicht ausreicht, wird oft zu weiteren Methoden wie der intrauterinen Insemination (IUI) gegriffen. Hierbei werden die Spermien direkt in die Gebärmutter eingeführt, um die Chance auf eine Befruchtung zu erhöhen.

In fortgeschritteneren Fällen, insbesondere wenn es schon länger nicht zur gewünschten Schwangerschaft gekommen ist, kann eine In-vitro-Fertilisation (IVF) oder die intrazytoplasmatische Spermieninjektion (ICSI) zum Einsatz kommen. Bei der IVF werden die Eizellen im Labor mit Spermien befruchtet und die befruchteten Embryonen anschließend in die Gebärmutter der Frau übertragen. Bei der ICSI wird eine einzelne Samenzelle direkt in die Eizelle injiziert, was besonders bei stark eingeschränkter Spermienqualität hilfreich sein kann.

Ein solches Behandlungsschema kann für Paare emotional und psychisch sehr herausfordernd sein. Die Kombination aus hohen Erwartungen, möglichen Rückschlägen und der Ungewissheit des Behandlungserfolgs erzeugt oft einen enormen Druck. Jede Phase des Zyklus – von der Medikation bis zur Embryonentransfer – bringt Hoffnung, aber auch die Angst vor Enttäuschung. Paare können sich dabei oft in einer emotionalen Achterbahn wiederfinden. Gerade für Frauen kann der Umgang mit den hormonellen Behandlungen und körperlichen Veränderungen anstrengend sein, während auch Männer oft unter der Last der Situation leiden, wenn sie ihren Partner emotional unterstützen wollen.

Es ist deshalb äußerst wichtig, während der gesamten Behandlung offen mit dem Arzt zu sprechen und sicherzustellen, dass alle Fragen und Unsicherheiten geklärt werden. Eine vertrauensvolle Kommunikation kann nicht nur die medizinischen Ergebnisse verbessern, sondern auch dabei helfen, den Stress zu reduzieren. Zusätzlich sollten Paare erwägen, emotionale Unterstützung in Anspruch zu nehmen. Das können Gespräche mit nahestehenden Freunden oder Familienmitgliedern sein, aber auch professionelle psychologische Beratung. Viele Kinderwunschkliniken bieten speziell für diesen Zweck psychologische Betreuung an, um die Paare in den besonders belastenden Momenten zu unterstützen.

Die Erfolgsaussichten bei einer Kinderwunschbehandlung hängen von vielen Faktoren ab, darunter das Alter der Frau, die Ursache der Unfruchtbarkeit und die angewandte Methode. Bei Frauen unter 35 Jahren, die eine IVF-Behandlung in Anspruch nehmen, liegt die Erfolgsrate pro Zyklus bei etwa 30-40 %. Mit zunehmendem Alter der Frau sinken die Erfolgsaussichten, jedoch führen viele Behandlungen letztlich zu einer erfolgreichen Schwangerschaft, auch wenn es mehrere Versuche braucht.

Es ist wichtig, sich darauf vorzubereiten, dass der Weg zur Schwangerschaft möglicherweise länger dauert als erhofft, und dass die Unterstützung durch das Umfeld oder professionelle Beratung ein wertvoller Bestandteil des Prozesses ist. Trotz der Herausforderungen gibt es viele Erfolgsgeschichten, die zeigen, dass der Traum von einer Familie mit der richtigen Unterstützung und den entsprechenden medizinischen Maßnahmen auch nach einer schwierigen Kinderwunschbehandlung Realität werden kann.

Belastungsfaktoren und Fruchtbarkeit

Belastungsfaktoren wie Stress, emotionale Anspannung, übermäßiger Druck oder körperliche Erschöpfung können die Fruchtbarkeit bei Männern und Frauen negativ beeinflussen. Stress kann zu hormonellen Ungleichgewichten führen und die Wahrscheinlichkeit einer Empfängnis verringern.

Stress erhöht die Produktion von Stresshormonen wie Cortisol, die die Produktion von Fortpflanzungshormonen wie Östrogen und Progesteron stören. Bei Frauen kann dies zu unregelmäßigen Menstruationszyklen oder dem Ausbleiben des Eisprungs führen. Bei Männern kann chronischer Stress die Spermienproduktion und -qualität negativ beeinflussen. Es gibt auch Hinweise darauf, dass Stress die Einnistung eines Embryos nach der Befruchtung erschweren kann.

Paare mit unerfülltem Kinderwunsch erleben häufig starken Stress, der sich zu einem Teufelskreis entwickeln kann, da der Stress selbst die Fruchtbarkeit beeinträchtigen kann. Der emotionale Druck, schwanger zu werden, kann auch die Beziehung belasten und zu Angstzuständen oder Depressionen führen.

Es kann hilfreich sein, Stressbewältigungsstrategien zu entwickeln, wie etwa Meditation, Yoga oder andere Entspannungstechniken. Eine professionelle psychologische Unterstützung oder Paartherapie kann dir helfen, besser mit dem Druck umzugehen und die emotionale Belastung zu reduzieren. Eine ausgewogene Work-Life-Balance und regelmäßige Erholungspausen

können ebenfalls dazu beitragen, Stress abzubauen und die Chancen auf eine erfolgreiche Empfängnis zu erhöhen.
Studien zeigen, dass stark gestresste Frauen etwa 30 % geringere Chancen auf eine Empfängnis haben als Frauen mit einem geringeren Stressniveau. Auch Männer mit hohem Stress zeigen oft eine verminderte Spermienqualität, was die Chancen auf eine erfolgreiche Befruchtung senkt.

Belastungsinkontinenz

Belastungsinkontinenz, auch Stressinkontinenz genannt, ist das unwillkürliche Austreten von Urin bei körperlicher Anstrengung wie Husten, Niesen oder Lachen. Dies tritt häufig nach einer Schwangerschaft oder Geburt auf, wenn die Beckenbodenmuskulatur geschwächt ist.

Belastungsinkontinenz tritt auf, wenn der Druck auf die Blase bei körperlicher Aktivität den Verschlussmechanismus der Harnröhre überfordert. Dies geschieht häufig nach vaginalen Geburten, bei denen die Beckenbodenmuskulatur gedehnt oder geschwächt wurde. Auch hormonelle Veränderungen während der Menopause können zu Belastungsinkontinenz führen, da sie die Muskelspannung im Beckenbereich verringern.

Inkontinenz kann Frauen verunsichern und das Selbstwertgefühl beeinträchtigen. Viele Betroffene schämen sich und vermeiden soziale Aktivitäten oder körperliche Betätigung aus Angst vor peinlichen Situationen. Das kann zu sozialer Isolation und sogar Depressionen führen.

Es gibt verschiedene Behandlungsmöglichkeiten für Belastungsinkontinenz. Beckenbodenübungen, auch bekannt als Kegel-Übungen, können helfen, die Muskulatur zu stärken und die Inkontinenz zu verringern. In schwereren Fällen kann eine Operation in Betracht gezogen werden, um die Harnröhre zu stützen. Ein Gespräch mit einem Urologen oder Gynäkologen kann dir helfen, die besten Optionen zu besprechen.

Etwa 50 % der Frauen, die eine vaginale Geburt erlebt haben, entwickeln eine Form der Inkontinenz, wobei die meisten Fälle mild sind und durch Beckenbodentraining gut behandelt werden können. Nach einem konsequenten Beckenbodentraining berichten bis zu 70 % der Frauen von einer deutlichen Verbesserung oder Heilung ihrer Symptome.

Beleghebamme

Eine Beleghebamme ist eine Hebamme, die eine Frau während der gesamten Schwangerschaft, der Geburt und im Wochenbett individuell begleitet. Im Gegensatz zu Klinikhebammen, die in Schichten arbeiten, steht eine Beleghebamme der Frau persönlich zur Seite, egal wann die Geburt beginnt.

Beleghebammen betreuen Frauen in der Regel vom Beginn der Schwangerschaft bis nach der Geburt und bieten eine kontinuierliche und persönliche Betreuung an. Diese Art der Betreuung hat den Vorteil, dass die Frau während der gesamten Geburt von einer vertrauten Person begleitet wird. Beleghebammen arbeiten oft mit Kliniken zusammen und übernehmen die Geburtsbegleitung, während sie gleichzeitig die medizinische Überwachung gewährleisten. Viele Frauen empfinden die ständige Anwesenheit einer vertrauten Hebamme als beruhigend und emotional unterstützend, insbesondere während der Geburt. Die persönliche Beziehung zu einer Beleghebamme kann helfen, Ängste zu reduzieren und das Vertrauen in den Geburtsprozess zu stärken. Dies trägt oft zu einer positiveren Geburtserfahrung bei.

Wenn du dich für die Betreuung durch eine Beleghebamme interessierst, solltest du dich frühzeitig informieren und Kontakt zu Hebammen in deiner Nähe aufnehmen, da Beleghebammen oft eine begrenzte Anzahl von Frauen betreuen können. Es kann auch sinnvoll sein, mit deiner Krankenkasse zu klären, welche Kosten übernommen werden, da einige Leistungen von Beleghebammen privat bezahlt werden müssen.

Studien zeigen, dass Frauen, die während der Geburt kontinuierlich von einer Hebamme begleitet werden, seltener Eingriffe wie Kaiserschnitte oder Schmerzmittel benötigen. Sie berichten auch häufiger von positiven Geburtserfahrungen und einem stärkeren Gefühl der Unterstützung.

Beta-hCG

Beta-hCG (humanes Choriongonadotropin) ist ein Hormon, das von der Plazenta produziert wird, sobald sich der Embryo in die Gebärmutterschleimhaut eingenistet hat. Es ist das Hormon, das von Schwangerschaftstests nachgewiesen wird, und spielt eine wichtige Rolle bei der

Aufrechterhaltung der Schwangerschaft im frühen Stadium. Beta-hCG wird von den Zellen der sich entwickelnden Plazenta produziert und unterstützt den Gelbkörper (Corpus luteum) im Eierstock dabei, Progesteron zu produzieren, das die Gebärmutterschleimhaut aufrechterhält und die Schwangerschaft unterstützt. Der Beta-hCG-Spiegel verdoppelt sich in den ersten Wochen der Schwangerschaft etwa alle zwei bis drei Tage und erreicht seinen Höhepunkt um die 10. bis 12. Schwangerschaftswoche. Danach sinkt der Spiegel allmählich.

Für viele Frauen ist der erste positive Schwangerschaftstest ein sehr emotionaler Moment. Der Nachweis von Beta-hCG gibt die erste Bestätigung einer Schwangerschaft und kann starke Gefühle der Freude und Hoffnung, aber auch Ängste und Unsicherheiten auslösen, insbesondere bei Frauen, die zuvor eine Fehlgeburt hatten.

Wenn du einen positiven Schwangerschaftstest hast, solltest du deinen Arzt aufsuchen, um die Schwangerschaft zu bestätigen und deinen Beta-hCG-Spiegel zu überwachen. Ein Beta-hCG-Bluttest kann nützlich sein, um den Fortschritt der Schwangerschaft zu verfolgen, insbesondere in den frühen Stadien oder bei Risikoschwangerschaften.

Ein normaler Beta-hCG-Spiegel verdoppelt sich in der Regel alle 48 bis 72 Stunden in den ersten Wochen der Schwangerschaft. Ein langsamer Anstieg des Beta-hCG-Werts kann auf Probleme wie eine Eileiterschwangerschaft oder eine drohende Fehlgeburt hinweisen, während sehr hohe Werte auf eine Mehrlingsschwangerschaft hindeuten könnten.

Beta-Thalassämie und Fruchtbarkeit

Beta-Thalassämie ist eine Erbkrankheit, die die Produktion von Hämoglobin im Blut beeinträchtigt. Menschen mit schwerer Beta-Thalassämie benötigen regelmäßige Bluttransfusionen, um ihren Hämoglobinspiegel aufrechtzuerhalten. Diese Krankheit kann auch die Fruchtbarkeit beeinflussen, insbesondere wenn die Behandlung nicht optimal gemanagt wird.

Beta-Thalassämie ist eine genetische Störung, die das Hämoglobin, den Sauerstoffträger im Blut, betrifft. In schweren Fällen (Beta-Thalassämie major) führt die Krankheit zu einer Anämie, die regelmäßige Bluttransfusionen und Chelat-Therapien zur Entfernung überschüssigen Eisens erfordert. Die Ansammlung von Eisen im Körper kann jedoch die Funktion der Fortpflanzungsorgane beeinträchtigen und zu hormonellen Störungen führen, die die Fruchtbarkeit verringern.

Menschen, die an Beta-Thalassämie leiden, kämpfen oft nicht nur mit den körperlichen Auswirkungen der Krankheit, sondern auch mit emotionalen Belastungen. Die Aussicht auf Fruchtbarkeitsprobleme kann zusätzlich zu den täglichen Herausforderungen der Krankheitsbewältigung eine Quelle der Angst und Frustration sein.

Wenn du an Beta-Thalassämie leidest und einen Kinderwunsch hast, ist es wichtig, eng mit einem Hämatologen und einem Fruchtbarkeitsspezialisten zusammenzuarbeiten. Eisenüberschüsse sollten sorgfältig überwacht und behandelt werden, um Schäden an den Fortpflanzungsorganen zu minimieren. In einigen Fällen können Hormonbehandlungen oder assistierte Reproduktionstechniken erforderlich sein, um die Fruchtbarkeit zu unterstützen.

Dank moderner Behandlungsmethoden können viele Menschen mit Beta-Thalassämie heute ein normales Leben führen und gesunde Kinder bekommen. Etwa 50 % der Frauen mit Beta-Thalassämie major haben jedoch Fruchtbarkeitsprobleme, die häufig auf die Ansammlung von Eisen im Körper zurückzuführen sind.

Bindegewebsschwäche nach der Geburt

Eine Bindegewebsschwäche nach der Geburt äußert sich oft in Form von Dehnungsstreifen, einem Verlust an Hautelastizität oder einem schwachen Beckenboden. Diese Veränderungen sind auf die hormonellen Umstellungen während der Schwangerschaft und die Belastung des Körpers durch das wachsende Baby zurückzuführen.

Das Hormon Relaxin, das während der Schwangerschaft produziert wird, lockert das Bindegewebe, um den Körper auf die Geburt vorzubereiten. Dies führt dazu, dass die Haut, Muskeln und Sehnen an Elastizität verlieren. Nach der Geburt kann es einige Zeit dauern, bis sich das Bindegewebe wieder strafft, insbesondere in Bereichen wie Bauch, Hüften und Brust. In schwereren Fällen kann eine

Bindegewebsschwäche auch den Beckenboden betreffen, was zu Inkontinenz führen kann.

Die körperlichen Veränderungen nach der Geburt können für viele Frauen emotional belastend sein. Der Verlust von Spannkraft in der Haut und der Muskulatur kann das Körperbild und das Selbstwertgefühl negativ beeinflussen. Es ist normal, sich unsicher über diese Veränderungen zu fühlen, aber es ist wichtig, sich daran zu erinnern, dass sie oft vorübergehend sind.

Beckenbodenübungen (Kegel-Übungen) können helfen, die Muskulatur im Beckenbereich wieder zu stärken und die Inkontinenz zu reduzieren. Spezielle postnatale Fitnessprogramme können ebenfalls dazu beitragen, die Muskelkraft und die Elastizität des Bindegewebes wiederherzustellen. Cremes und Öle können Dehnungsstreifen reduzieren, aber die meisten Veränderungen heilen im Laufe der Zeit von selbst. Ein Gespräch mit einer Hebamme oder einem Physiotherapeuten kann dir helfen, ein geeignetes Übungsprogramm zu finden.

Etwa 50-90 % der Frauen entwickeln während der Schwangerschaft Dehnungsstreifen, und viele berichten von einer allgemeinen Bindegewebsschwäche nach der Geburt. Regelmäßige Beckenbodenübungen können das Risiko für Inkontinenz um bis zu 70 % senken.

Blastozyste

Eine Blastozyste ist das Entwicklungsstadium eines Embryos, das etwa fünf bis sechs Tage nach der Befruchtung erreicht wird. In diesem Stadium beginnt sich der Embryo zu differenzieren, und es bildet sich eine flüssigkeitsgefüllte Hohlkugel mit einer inneren Zellmasse, die später das Baby bildet, und einer äußeren Zellschicht, die zur Plazenta wird.

Die Blastozyste entwickelt sich nach mehreren Zellteilungen aus der befruchteten Eizelle und nistet sich normalerweise um den sechsten Tag nach der Befruchtung in der Gebärmutter ein. Die äußeren Zellen (Trophoblasten) werden später die Plazenta bilden, während die inneren Zellen die Grundlage für das Baby darstellen. Bei der In-vitro-Fertilisation (IVF) wird der Embryo häufig bis zum Blastozystenstadium kultiviert, bevor er in die Gebärmutter eingesetzt wird, da dies die Wahrscheinlichkeit einer erfolgreichen Einnistung erhöht.

Für Paare, die eine IVF durchführen, kann das Erreichen des Blastozystenstadiums ein emotionaler Meilenstein sein. Die Vorstellung, dass der Embryo bereit ist, sich einzunisten, kann Hoffnung und Vorfreude wecken, aber auch Angst und Unsicherheit darüber, ob der Prozess erfolgreich sein wird.

Wenn du eine IVF-Behandlung planst, besprich mit deinem Arzt die Möglichkeit eines Blastozystentransfers. Blastozystentransfers haben im Vergleich zu früheren Embryotransfers eine höhere Erfolgsrate, aber sie erfordern, dass genügend Embryonen die ersten Tage überleben. Es ist wichtig, auf eine gesunde Lebensweise zu achten und den ärztlichen Anweisungen zu folgen, um die Chancen auf eine erfolgreiche Einnistung zu erhöhen.

Die Erfolgsrate für einen Blastozystentransfer bei IVF liegt bei etwa 40-50 % pro Zyklus, abhängig vom Alter der Frau und der Qualität der Embryonen. Viele Kliniken bevorzugen den Transfer von Blastozysten, da dies die Chancen auf eine Schwangerschaft erhöht.

Blastozystenkultur

Die Blastozystenkultur ist ein Prozess in der In-vitro-Fertilisation (IVF), bei dem die befruchteten Eizellen für fünf bis sechs Tage im Labor kultiviert werden, bis sie das Blastozystenstadium erreichen. Diese fortgeschrittene Kultivierungsmethode verbessert die Chancen auf eine erfolgreiche Einnistung und Schwangerschaft.

Während der Blastozystenkultur werden die befruchteten Eizellen unter kontrollierten Bedingungen weiterentwickelt. Der Vorteil dieser Methode besteht darin, dass nur die stärksten Embryonen, die bis zum Blastozystenstadium überleben, für den Transfer ausgewählt werden. Diese Embryonen haben eine höhere Wahrscheinlichkeit, sich erfolgreich in der Gebärmutter einzunisten und eine Schwangerschaft zu ermöglichen.

Paare, die sich für eine Blastozystenkultur entscheiden, setzen oft große Hoffnungen in diesen Prozess, da er als fortgeschrittenere Methode gilt. Dennoch kann die Wartezeit auf das Ergebnis der Kultur emotional belastend sein, besonders wenn die Anzahl der befruchteten Eizellen begrenzt ist.

Wenn du eine IVF-Behandlung in Erwägung ziehst, sprich mit deinem Arzt über die Vor- und Nachteile der Blastozystenkultur. Während sie die Erfolgschancen erhöht, bedeutet sie auch, dass einige Embryonen die fünf Tage der Kultur möglicherweise nicht überleben. Es ist wichtig, gut informiert zu sein und sich auf die emotionalen Höhen und Tiefen dieses Prozesses vorzubereiten.

Die Erfolgsrate für Blastozystenkultur und Transfer liegt bei etwa 40-50 %, abhängig von Faktoren wie Alter und Eizellqualität. Viele Kliniken bieten diesen Prozess an, um die Chancen auf eine erfolgreiche Einnistung zu maximieren.

Blastozystentransfer

Der Blastozystentransfer ist ein Schritt im Rahmen der In-vitro-Fertilisation (IVF), bei dem ein Embryo im Blastozystenstadium (nach fünf bis sechs Tagen Entwicklung) in die Gebärmutter einer Frau übertragen wird. Dies erhöht die Wahrscheinlichkeit einer erfolgreichen Schwangerschaft, da die Blastozyste näher an der natürlichen Einnistungszeit ist.

Nach einer IVF-Behandlung werden die befruchteten Eizellen bis zum fünften oder sechsten Tag kultiviert, bis sie das Blastozystenstadium erreichen. Der Transfer von Blastozysten in die Gebärmutter erfolgt in einem optimalen Entwicklungsstadium, was die Chancen auf eine erfolgreiche Einnistung und Schwangerschaft erhöht. Da die Embryonen in diesem Stadium weiter fortgeschritten sind, können Ärzte besser einschätzen, welche Embryonen das größte Potenzial haben.

Für Paare, die eine IVF durchlaufen, ist der Blastozystentransfer ein bedeutender Schritt. Der Erfolg dieses Transfers kann viel Hoffnung und Freude wecken, aber auch Angst und Unsicherheit, da der Ausgang des

Prozesses nicht sofort erkennbar ist. Viele Paare fühlen sich in dieser Phase sehr emotional belastet.

Wenn dir ein Blastozystentransfer empfohlen wird, folge den Anweisungen deines Arztes genau und bereite dich mental auf die kommenden Wochen vor. Es kann hilfreich sein, sich während dieser Zeit Unterstützung zu suchen, sei es durch deinen Partner, Freunde oder professionelle Berater, um mit den emotionalen Höhen und Tiefen umzugehen. Entspannungstechniken oder achtsame Meditation können ebenfalls helfen, die Wartezeit zu bewältigen.

Die Erfolgsrate eines Blastozystentransfers liegt je nach Alter und Eizellqualität bei etwa 40-50 %. Frauen unter 35 Jahren haben die besten Chancen, aber auch ältere Frauen können von dieser Methode profitieren.

Blutgerinnungsstörungen und Fruchtbarkeit

Blutgerinnungsstörungen, auch Thrombophilien genannt, können die Fruchtbarkeit beeinträchtigen und das Risiko für Fehlgeburten erhöhen. Sie führen zu einer verstärkten Bildung von Blutgerinnseln, die die Durchblutung der Plazenta beeinträchtigen und so die Einnistung des Embryos erschweren können.

Thrombophilien sind genetische oder erworbene Störungen, die das Risiko für Blutgerinnsel erhöhen. Diese Gerinnsel können die Blutversorgung der Gebärmutter oder der Plazenta beeinträchtigen, was die Entwicklung des Embryos stört. Zu den häufigsten Thrombophilien zählen der Faktor-V-Leiden-Mutation und das Antiphospholipid-

Syndrom, die beide das Risiko für Fehlgeburten, Frühgeburten und Präeklampsie erhöhen.
Für Frauen, die erfahren, dass sie eine Blutgerinnungsstörung haben, kann die Vorstellung, dass ihr Körper eine Schwangerschaft behindert, emotional schwer zu verkraften sein. Besonders nach wiederholten Fehlgeburten kann die Diagnose einer Thrombophilie zu Ängsten und Unsicherheit führen.
Wenn bei dir eine Blutgerinnungsstörung diagnostiziert wurde, kann dein Arzt spezielle Blutverdünner wie Heparin oder niedrig dosiertes Aspirin verschreiben, um das Risiko von Gerinnseln während der Schwangerschaft zu reduzieren. Es ist wichtig, während der Schwangerschaft engmaschig überwacht zu werden, um sicherzustellen, dass das Baby ausreichend mit Nährstoffen und Sauerstoff versorgt wird.
Frauen mit Thrombophilien, die mit Heparin und Aspirin behandelt werden, haben eine gute Chance auf eine erfolgreiche Schwangerschaft. Bei Frauen mit dem Antiphospholipid-Syndrom liegt die Erfolgsrate nach der Behandlung bei etwa 70-80 %, verglichen mit einer viel niedrigeren Rate ohne Behandlung

Blutungen in der Schwangerschaft

Blutungen in der Schwangerschaft können auf verschiedene Ursachen zurückzuführen sein und müssen immer ärztlich abgeklärt werden. Während leichte Schmierblutungen häufig harmlos sind, können starke Blutungen auf ernste Probleme wie eine Fehlgeburt, eine

Plazentaablösung oder eine Eileiterschwangerschaft hindeuten.

Blutungen können in jeder Phase der Schwangerschaft auftreten. Im ersten Trimester sind sie oft auf die Einnistung des Embryos oder hormonelle Veränderungen zurückzuführen. Im zweiten und dritten Trimester können Blutungen durch Probleme wie eine Plazenta praevia (wenn die Plazenta den Gebärmutterhals teilweise oder vollständig bedeckt) oder eine Plazentaablösung verursacht werden. Jede Blutung sollte ärztlich untersucht werden, um sicherzustellen, dass Mutter und Kind in Sicherheit sind.

Blutungen in der Schwangerschaft können zu erheblichen Ängsten führen, insbesondere wenn sie stark oder schmerzhaft sind. Frauen könnten Angst vor einer Fehlgeburt oder anderen schwerwiegenden Komplikationen haben. Die Ungewissheit und Angst können emotional sehr belastend sein.

Wenn du während der Schwangerschaft Blutungen bemerkst, solltest du sofort einen Arzt aufsuchen, um die Ursache abklären zu lassen. Oft sind Blutungen harmlos, aber es ist wichtig, Risiken wie eine Eileiterschwangerschaft oder eine Fehlgeburt auszuschließen. Ruhe, Schonung und regelmäßige ärztliche Überwachung sind oft erforderlich, um sicherzustellen, dass die Schwangerschaft stabil bleibt.

Etwa 20-30 % der Frauen erleben Blutungen im ersten Trimester, wobei die meisten dieser Blutungen harmlos sind. Blutungen im zweiten und dritten Trimester sind seltener, aber es ist wichtig, alle Blutungen ernst zu nehmen und ärztlich abklären zu lassen.

Brustentzündung (Mastitis)

Mastitis ist eine Entzündung des Brustgewebes, die häufig während der Stillzeit auftritt. Sie wird durch eine Verstopfung der Milchkanäle oder eine bakterielle Infektion verursacht und äußert sich durch Schmerzen, Rötung und Schwellung der Brust sowie grippeähnliche Symptome.

Mastitis tritt oft in den ersten Wochen nach der Geburt auf, wenn das Stillen noch nicht gut eingespielt ist. Die Entzündung entsteht, wenn Milch in den Brustdrüsen stagniert, was zu einer Infektion führen kann. Bakterien aus dem Mund des Babys oder der Haut der Mutter können in die Brust eindringen und eine Entzündungsreaktion auslösen. Typische Symptome sind Fieber, Schmerzen, Schwellung und Rötung der betroffenen Brust.

Eine Brustentzündung kann schmerzhaft und frustrierend sein, besonders für frischgebackene Mütter, die sich auf das Stillen einstellen. Die Schmerzen und das Unwohlsein können es schwierig machen, weiter zu stillen, was zu Gefühlen von Frustration und Schuld führen kann.

Wenn du Anzeichen einer Mastitis bemerkst, solltest du einen Arzt aufsuchen, um die richtige Behandlung zu erhalten. Antibiotika sind in den meisten Fällen erforderlich, um die Infektion zu bekämpfen. Es ist wichtig, weiterhin regelmäßig zu stillen oder abzupumpen, um die Milchproduktion aufrechtzuerhalten und eine weitere Verstopfung der Milchkanäle zu verhindern. Warme Kompressen und sanfte Massagen können ebenfalls helfen, die Milchkanäle zu öffnen.

Etwa 10-20 % der stillenden Frauen entwickeln im Laufe der Stillzeit eine Mastitis. Mit der richtigen Behandlung heilt eine Brustentzündung in der Regel innerhalb weniger Tage, und die meisten Frauen können weiterhin stillen.

Brustschmerzen während der Schwangerschaft

Brustschmerzen sind ein häufiges Symptom während der Schwangerschaft, das durch hormonelle Veränderungen verursacht wird. Sie können sich als Spannungsgefühl, Schmerzen oder Empfindlichkeit in der Brust äußern, insbesondere in den ersten Wochen der Schwangerschaft. Während der Schwangerschaft steigt der Spiegel von Östrogen und Progesteron, was dazu führt, dass das Brustgewebe anschwillt und sich auf die Milchproduktion vorbereitet. Dieser Prozess kann Brustschmerzen und Empfindlichkeit verursachen, besonders im ersten Trimester. Die Brüste wachsen oft erheblich während der Schwangerschaft, was zusätzlich zu Spannungsgefühlen führen kann.

Brustschmerzen können unangenehm sein und das allgemeine Wohlbefinden beeinträchtigen. Für manche Frauen sind sie ein beunruhigendes Symptom, während andere sie als Bestätigung der Schwangerschaft empfinden. In jedem Fall kann es hilfreich sein, sich über die Ursache der Schmerzen im Klaren zu sein, um unnötige Ängste zu vermeiden.

Um Brustschmerzen zu lindern, kannst du gut stützende, weiche BHs tragen und heiße oder kalte Kompressen verwenden, um die Beschwerden zu verringern. Vermeide enge Kleidung und sorge dafür, dass deine Brüste während der Nacht gut gestützt werden. Wenn die Schmerzen sehr stark sind oder ungewöhnlich erscheinen, sprich mit deinem Arzt.

Etwa 70 % der Frauen erleben während der Schwangerschaft Brustschmerzen, besonders im ersten Trimester. Die meisten dieser Beschwerden klingen nach den ersten Monaten ab, sobald sich der Hormonspiegel stabilisiert hat.

Bromokriptin

Bromokriptin ist ein Medikament, das häufig verwendet wird, um den Prolaktinspiegel zu senken. Es wird bei Frauen eingesetzt, die an einem Prolaktinom (einem gutartigen Tumor der Hypophyse) leiden oder einen erhöhten Prolaktinspiegel haben, der den Eisprung verhindert und Unfruchtbarkeit verursacht.

Bromokriptin wirkt, indem es die Produktion des Hormons Prolaktin hemmt, das in der Hypophyse produziert wird. Ein erhöhter Prolaktinspiegel kann den Menstruationszyklus stören und den Eisprung verhindern. Durch die Senkung des Prolaktins kann Bromokriptin den Menstruationszyklus normalisieren und den Eisprung wiederherstellen, was die Chancen auf eine Schwangerschaft erhöht.

Frauen, die einen erhöhten Prolaktinspiegel haben, können sich durch die Diagnose einer hormonellen Störung beunruhigt oder frustriert fühlen, insbesondere wenn sie Schwierigkeiten haben, schwanger zu werden. Die Einnahme von Bromokriptin kann Hoffnung auf eine Normalisierung der Fruchtbarkeit geben, aber auch Sorgen über mögliche Nebenwirkungen hervorrufen.

Wenn bei dir ein erhöhter Prolaktinspiegel diagnostiziert wurde, sprich mit deinem Arzt über die Anwendung von Bromokriptin. Das Medikament ist in der Regel gut verträglich, kann jedoch Nebenwirkungen wie Übelkeit oder Kopfschmerzen verursachen. Es ist wichtig, die Behandlung unter ärztlicher Aufsicht durchzuführen und regelmäßige Bluttests zu machen, um den Prolaktinspiegel zu überwachen.

Bromokriptin ist in etwa 80 % der Fälle bei der Normalisierung des Prolaktinspiegels und der Wiederherstellung des Eisprungs erfolgreich. Viele Frauen, die mit Bromokriptin behandelt werden, können innerhalb weniger Monate nach Beginn der Behandlung schwanger werden.

Brustvergrößerung und Stillen

Frauen, die eine Brustvergrößerung hatten, fragen sich oft, ob sie nach der Operation stillen können. Die meisten Frauen können trotz einer Brustvergrößerung stillen, aber es hängt von der Lage der Implantate und der Technik ab, die bei der Operation verwendet wurde.

Brustvergrößerungen werden in der Regel durch das Einsetzen von Implantaten unter das Brustgewebe oder den Brustmuskel durchgeführt. Wenn die Operation die Milchdrüsen und Milchkanäle nicht beschädigt, ist das Stillen in der Regel problemlos möglich. Bei Frauen, deren Implantate über den Brustwarzenhof eingesetzt wurden, besteht ein höheres Risiko, dass Nerven und Milchgänge beeinträchtigt werden, was das Stillen erschweren kann.

Viele Frauen sind besorgt, dass eine frühere kosmetische Operation ihre Fähigkeit beeinträchtigen könnte, zu stillen. Dies kann zu Gefühlen der Unsicherheit und Schuld führen, besonders wenn der Wunsch besteht, das Baby zu stillen. Es ist wichtig, frühzeitig mit einem Arzt oder einer Hebamme über die Stillmöglichkeiten zu sprechen. Wenn du eine Brustvergrößerung hattest und stillen möchtest, besprich dies mit deinem Arzt oder einer Stillberaterin. In den meisten Fällen ist das Stillen nach einer Brustvergrößerung möglich, aber es kann hilfreich sein, zusätzliche Unterstützung und Anleitungen zu erhalten, um den Stillprozess zu erleichtern.

Studien zeigen, dass etwa 70-80 % der Frauen mit Brustimplantaten erfolgreich stillen können, abhängig von der Lage der Implantate und der verwendeten Operationstechnik.

Chlamydien und Fruchtbarkeit

Chlamydien sind eine sexuell übertragbare Infektion (STI), die unbehandelt schwerwiegende Auswirkungen auf die Fruchtbarkeit haben kann. Sie kann zu Entzündungen der Fortpflanzungsorgane führen und bei Frauen zu Verstopfungen der Eileiter sowie zu Unfruchtbarkeit oder Eileiterschwangerschaften führen.

Chlamydien werden durch das Bakterium Chlamydia trachomatis verursacht und führen oft zu einer Entzündung der Gebärmutter, Eileiter oder Eierstöcke. Bei Frauen bleibt die Infektion oft symptomlos, was sie besonders gefährlich macht, da sie unbemerkt zu Komplikationen führen kann. Eine unbehandelte Chlamydieninfektion kann die Eileiter blockieren, was zu Unfruchtbarkeit oder Eileiterschwangerschaften führt. Bei Männern kann die Infektion die Spermienqualität beeinträchtigen.

Die Diagnose einer Chlamydieninfektion kann beunruhigend sein, insbesondere wenn du dich in einer festen Beziehung befindest. Viele Frauen empfinden Scham oder Schuld, da sexuell übertragbare Infektionen oft stigmatisiert werden. Die Aussicht auf Fruchtbarkeitsprobleme kann zusätzliche Ängste auslösen.

Wenn du den Verdacht hast, dass du Chlamydien hast oder einem Risiko ausgesetzt warst, solltest du sofort einen Arzt aufsuchen. Chlamydien können mit Antibiotika leicht behandelt werden, und je früher die Infektion entdeckt wird, desto geringer ist das Risiko für bleibende Schäden. Es ist auch wichtig, regelmäßig STI-Tests durchzuführen, insbesondere wenn du einen Kinderwunsch hast.

Chlamydien sind die häufigste sexuell übertragbare Infektion, und etwa 1 von 20 sexuell aktiven jungen Frauen ist infiziert. Bei frühzeitiger Behandlung können die meisten Frauen eine normale Fruchtbarkeit aufrechterhalten, aber etwa 10-15 % der unbehandelten Infektionen führen zu Unfruchtbarkeit.

Cervix cerclage

Die Cervix cerclage ist ein chirurgischer Eingriff, bei dem der Gebärmutterhals (Cervix) durch eine Naht oder einen Ring verschlossen wird, um Frühgeburten oder Fehlgeburten bei Frauen mit einer inkompetenten Zervix zu verhindern. Dieser Eingriff wird in der Regel im zweiten Trimester durchgeführt.

Frauen mit einer inkompetenten Zervix haben einen schwachen oder verkürzten Gebärmutterhals, der dem Druck des wachsenden Babys nicht standhält und sich zu früh öffnet. Eine Cervix cerclage wird durchgeführt, um den Gebärmutterhals zu stärken und geschlossen zu halten, bis die Schwangerschaft fortgeschrittener ist. Der Eingriff wird meist in der 12. bis 14. Schwangerschaftswoche durchgeführt und kann helfen, Fehlgeburten oder Frühgeburten zu verhindern.

Frauen, die sich einer Cervix cerclage unterziehen müssen, haben oft Angst vor Komplikationen oder einem erneuten Schwangerschaftsverlust. Der Gedanke an eine Schwäche des Gebärmutterhalses kann Unsicherheiten über die Fähigkeit des eigenen Körpers auslösen, eine Schwangerschaft zu tragen. Gleichzeitig kann der Eingriff Hoffnung geben, dass die Schwangerschaft erfolgreich verlaufen wird.

Corpus luteum (Gelbkörper)

Das Corpus luteum, auch Gelbkörper genannt, ist eine Struktur im Eierstock, die nach dem Eisprung aus dem geplatzten Follikel entsteht. Der Gelbkörper produziert das Hormon Progesteron, das notwendig ist, um die Gebärmutterschleimhaut auf die Einnistung des Embryos vorzubereiten und eine frühe Schwangerschaft zu unterstützen.

Nach dem Eisprung bleibt der Follikel, der die Eizelle freigesetzt hat, im Eierstock zurück und wandelt sich in den Gelbkörper um. Dieser produziert Progesteron, das die Gebärmutterschleimhaut aufrechterhält, sodass sich eine befruchtete Eizelle einnisten kann. Wenn keine Befruchtung stattfindet, degeneriert der Gelbkörper nach etwa 10 bis 14 Tagen, und die Menstruation beginnt. Bei einer erfolgreichen Schwangerschaft bleibt der Gelbkörper bestehen und produziert weiter Progesteron, bis die Plazenta diese Funktion übernimmt.

Der Gelbkörper spielt eine entscheidende Rolle im Fortpflanzungszyklus, und Störungen in seiner Funktion können zu Unfruchtbarkeit oder Fehlgeburten führen. Frauen, bei denen eine Gelbkörperschwäche diagnostiziert wird, könnten sich entmutigt fühlen, da der Hormonhaushalt eine Schwangerschaft zu beeinflussen scheint. Doch es gibt Möglichkeiten, den Gelbkörper zu unterstützen.

Wenn bei dir eine Gelbkörperschwäche diagnostiziert wurde, kann dein Arzt eine Progesteronbehandlung verschreiben, um den Zyklus zu stabilisieren und die Chancen auf eine Schwangerschaft zu erhöhen. Auch Hormontherapien oder bestimmte Fruchtbarkeitsmedikamente können dabei helfen, den Gelbkörper zu unterstützen und eine gesunde Schwangerschaft zu fördern.

Progesteronbehandlungen sind in bis zu 70 % der Fälle erfolgreich, insbesondere bei Frauen, die wiederkehrende Fehlgeburten aufgrund einer Gelbkörperschwäche erlebt haben.

Cytomegalievirus (CMV) und Schwangerschaft

Cytomegalievirus (CMV) ist eine weit verbreitete Virusinfektion, die für die meisten Menschen harmlos ist, aber während der Schwangerschaft schwerwiegende Folgen für das ungeborene Baby haben kann, wenn die Mutter erstmals infiziert wird.

CMV gehört zur Familie der Herpesviren und kann durch Körperflüssigkeiten wie Speichel, Blut, Urin und Muttermilch übertragen werden. Eine Erstinfektion in der Schwangerschaft kann zu einer sogenannten kongenitalen CMV-Infektion beim Baby führen, die zu Fehlbildungen, Taubheit oder geistigen Behinderungen führen kann.

Schwangere Frauen sollten Vorsichtsmaßnahmen treffen, um eine Infektion zu vermeiden, insbesondere wenn sie engen Kontakt mit kleinen Kindern haben, die das Virus häufig übertragen.

Die Vorstellung, dass eine Virusinfektion das ungeborene Baby gefährden könnte, kann bei werdenden Müttern erhebliche Ängste auslösen. Frauen, die positiv auf CMV getestet werden, können sich schuldig fühlen oder sich sorgen, dass sie ihrem Baby nicht ausreichend Schutz bieten können.

Wenn du während der Schwangerschaft positiv auf CMV getestet wirst, wird dein Arzt wahrscheinlich zusätzliche Untersuchungen und Ultraschallkontrollen durchführen, um die Gesundheit deines Babys zu überwachen. Es gibt derzeit keine spezifische Behandlung für CMV während der Schwangerschaft, aber die medizinische Überwachung kann helfen, frühzeitig auf mögliche Komplikationen zu reagieren. Um eine Infektion zu verhindern, ist es ratsam, regelmäßig Hände zu waschen und den direkten Kontakt mit Körperflüssigkeiten kleiner Kinder zu vermeiden.

Etwa 1 von 150 Neugeborenen kommt mit einer CMV-Infektion zur Welt, aber nur etwa 1 von 5 dieser Kinder entwickelt langfristige gesundheitliche Probleme. Die meisten Frauen, die CMV während der Schwangerschaft erwerben, haben gesunde Babys.

Doppler-Ultraschall in der Schwangerschaft

Ein Doppler-Ultraschall ist eine spezielle Art von Ultraschall, bei der die Blutzirkulation im Körper des Babys und in der Plazenta überwacht wird. Er wird häufig eingesetzt, um den Blutfluss in der Nabelschnur, den Arterien und dem Herzen des Babys zu überprüfen, besonders bei Risikoschwangerschaften.

Der Doppler-Ultraschall misst die Geschwindigkeit und Richtung des Blutflusses und hilft Ärzten, den Zustand der Plazenta und die Versorgung des Babys zu bewerten. Dies ist besonders wichtig, wenn der Verdacht auf Wachstumsverzögerungen, Plazentaprobleme oder Präeklampsie besteht. Anhand der Untersuchungsergebnisse können Ärzte entscheiden, ob eine frühzeitige Entbindung notwendig ist oder ob andere Maßnahmen ergriffen werden müssen, um die Schwangerschaft sicher fortzusetzen.

Psychologische und emotionale Auswirkungen:

Ein Doppler-Ultraschall kann bei werdenden Eltern sowohl Hoffnung als auch Angst auslösen. Einerseits bietet er genaue Informationen über die Gesundheit des Babys, andererseits kann er auf Probleme hinweisen, die weitere Untersuchungen oder Eingriffe erfordern, was zusätzliche Sorgen hervorrufen kann.

Wenn dir ein Doppler-Ultraschall empfohlen wird, sprich mit deinem Arzt über die möglichen Gründe und was die Ergebnisse bedeuten könnten. Es ist wichtig, Fragen zu stellen und sich über die potenziellen Risiken und Vorteile zu informieren. Eine gute Kommunikation mit deinem medizinischen Team hilft dir, besser auf eventuelle Komplikationen vorbereitet zu sein.

Doppler-Ultraschalluntersuchungen sind sicher und nicht invasiv. Sie tragen dazu bei, etwa 5-10 % der Schwangerschaften zu überwachen, bei denen ein erhöhtes Risiko für Wachstumsverzögerungen oder andere Komplikationen besteht.

Eileiterschwangerschaft

Eine Eileiterschwangerschaft (extrauterine Schwangerschaft) liegt vor, wenn sich der Embryo außerhalb der Gebärmutter einnistet, meist in einem der Eileiter. Diese Art der Schwangerschaft kann nicht ausgetragen werden und ist potenziell lebensbedrohlich, wenn sie nicht rechtzeitig erkannt wird.

Bei einer Eileiterschwangerschaft kann der Embryo nicht richtig wachsen, da die Eileiter nicht die notwendige Umgebung bieten. Typische Symptome sind starke Unterbauchschmerzen, vaginale Blutungen und Schwindelgefühle. Eine Eileiterschwangerschaft muss in der Regel operativ oder medikamentös behandelt werden, um das Risiko eines geplatzten Eileiters zu vermeiden, was lebensbedrohliche Blutungen verursachen kann.

Die Diagnose einer Eileiterschwangerschaft kann ein emotionaler Schock sein, besonders wenn der Kinderwunsch groß ist. Die Vorstellung, dass die Schwangerschaft nicht fortgesetzt werden kann, kann Trauer, Angst und Verzweiflung auslösen. Auch die körperlichen Risiken und die Aussicht auf eine Operation können zusätzliche Ängste hervorrufen.

Wenn bei dir Symptome einer Eileiterschwangerschaft auftreten, suche sofort ärztliche Hilfe auf. Frühzeitige Diagnose und Behandlung sind entscheidend, um Komplikationen zu vermeiden. Es kann auch hilfreich sein, emotionale Unterstützung durch Freunde, Familie oder einen Therapeuten zu suchen, um mit den emotionalen Folgen umzugehen. In den meisten Fällen ist es nach der Behandlung möglich, erneut schwanger zu werden.

Eileiterschwangerschaften treten bei etwa 1 von 50 Schwangerschaften auf. Nach einer erfolgreichen Behandlung haben die meisten Frauen gute Chancen, bei zukünftigen Schwangerschaften keine weiteren Komplikationen zu erleben, obwohl das Risiko für eine erneute Eileiterschwangerschaft leicht erhöht ist.

Eizellqualität

Die Eizellqualität bezieht sich auf die Fähigkeit einer Eizelle, befruchtet zu werden und sich zu einem gesunden Embryo zu entwickeln. Die Qualität der Eizellen nimmt mit dem Alter der Frau ab, was die Fruchtbarkeit beeinflusst und das Risiko für Fehlgeburten erhöht.

Die Eizellqualität wird durch verschiedene Faktoren beeinflusst, darunter Alter, genetische Integrität und Umweltfaktoren. Bei jüngeren Frauen haben die Eizellen in der Regel eine höhere Qualität, was zu besseren Chancen auf eine erfolgreiche Befruchtung und eine gesunde Schwangerschaft führt. Mit zunehmendem Alter nimmt die Eizellqualität ab, da Chromosomenanomalien häufiger auftreten, was zu einem höheren Risiko für Fehlgeburten oder genetische Störungen wie das Down-Syndrom führt.

Für Frauen, die Schwierigkeiten haben, schwanger zu werden, kann die Nachricht von einer verminderten Eizellqualität emotional schwer zu verkraften sein. Der Gedanke, dass das eigene Alter oder andere Faktoren die Fruchtbarkeit beeinflussen, kann Ängste und Unsicherheiten auslösen.

Wenn bei dir eine verminderte Eizellqualität festgestellt wird, kann dein Arzt Fruchtbarkeitsbehandlungen wie die In-vitro-Fertilisation (IVF) empfehlen, bei der die Eizellen im Labor befruchtet werden. In einigen Fällen kann auch die Eizellspende eine Option sein. Es ist wichtig, sich frühzeitig über die verschiedenen Möglichkeiten zu informieren und Unterstützung bei einem Fruchtbarkeitsspezialisten zu suchen.

Frauen unter 35 Jahren haben bei IVF-Behandlungen eine Erfolgsrate von etwa 40 %, während diese Rate bei Frauen über 40 auf etwa 10 % sinkt, hauptsächlich aufgrund der abnehmenden Eizellqualität. Fruchtbarkeitsmedikamente und eine gesunde Lebensweise können in manchen Fällen helfen, die Chancen zu verbessern.

Eileiterdurchgängigkeit

Die Eileiterdurchgängigkeit beschreibt den Zustand der Eileiter, durch die die Eizellen nach dem Eisprung in die Gebärmutter gelangen. Verstopfte oder beschädigte Eileiter können die Fruchtbarkeit beeinträchtigen, da die Eizelle nicht den Weg zur Gebärmutter findet und keine Befruchtung stattfinden kann.

Die Eileiter sind etwa 10-12 cm lange Röhren, die die Eierstöcke mit der Gebärmutter verbinden. Wenn diese durch Infektionen (z. B. Chlamydien), Endometriose oder Narbengewebe verstopft oder beschädigt sind, kann dies eine Empfängnis verhindern. Eine Eileiterdurchgängigkeitsprüfung, wie die Hysterosalpingographie (HSG), wird häufig durchgeführt, um festzustellen, ob die Eileiter blockiert sind.

Die Diagnose von verstopften Eileitern kann bei Frauen mit Kinderwunsch Frustration und Enttäuschung auslösen. Die Vorstellung, dass der natürliche Weg zur Empfängnis blockiert ist, kann überwältigend sein, und viele Frauen haben das Gefühl, dass sie eine wichtige Kontrolle über ihren Körper verlieren.

Wenn bei dir eine Blockade der Eileiter diagnostiziert wurde, kann eine chirurgische Entfernung der Blockade in Betracht gezogen werden. In Fällen, in denen die Eileiter irreparabel beschädigt sind, kann eine In-vitro-Fertilisation (IVF) eine wirksame Alternative sein, da sie den natürlichen Befruchtungsprozess umgeht. Sprich mit deinem Arzt über deine Optionen und welche Behandlung für dich am besten geeignet ist.

Etwa 20 % der Unfruchtbarkeitsfälle bei Frauen sind auf blockierte Eileiter zurückzuführen. Bei Frauen, die sich einer Operation zur Wiederherstellung der Eileiterdurchgängigkeit unterziehen, liegt die Erfolgsrate für eine Schwangerschaft bei etwa 20-30 %.

Eileiterentzündung (Salpingitis)

Die Eileiterentzündung, auch Salpingitis genannt, ist eine Entzündung der Eileiter, die oft durch sexuell übertragbare Infektionen wie Chlamydien oder Gonorrhö verursacht wird. Unbehandelt kann sie zu Unfruchtbarkeit führen, da sie Narbengewebe in den Eileitern hinterlässt und diese blockiert.

Die Eileiterentzündung ist eine Form der entzündlichen Beckenerkrankung (PID), bei der die Infektion von der Vagina oder dem Gebärmutterhals auf die Eileiter übergreift. Typische Symptome sind Unterleibsschmerzen, Fieber und ungewöhnlicher Ausfluss. Wenn die Infektion nicht rechtzeitig behandelt wird, kann sie zu dauerhaften Schäden an den Eileitern führen, was das Risiko für Unfruchtbarkeit und Eileiterschwangerschaften erhöht.

Die Diagnose einer Eileiterentzündung kann beunruhigend sein, da sie auf eine möglicherweise schwerwiegende Infektion hinweist. Viele Frauen empfinden Angst oder Scham, besonders wenn die Entzündung durch eine sexuell übertragbare Infektion verursacht wurde. Die Aussicht auf Unfruchtbarkeit kann zusätzliche emotionale Belastungen mit sich bringen.

Wenn du Symptome einer Eileiterentzündung bemerkst, solltest du sofort einen Arzt aufsuchen. Antibiotika sind in den meisten Fällen die empfohlene Behandlung, um die Infektion zu bekämpfen und Komplikationen zu verhindern.

Bei schweren oder wiederkehrenden Fällen kann eine Operation notwendig sein, um Narbengewebe zu entfernen. Regelmäßige STI-Tests und Schutzmaßnahmen beim Geschlechtsverkehr können helfen, das Risiko für Infektionen zu verringern.

Etwa 10-15 % der Frauen, die an einer entzündlichen Beckenerkrankung leiden, entwickeln Unfruchtbarkeit, wenn die Erkrankung unbehandelt bleibt. Bei frühzeitiger Diagnose und Behandlung sind die Chancen, eine Schwangerschaft zu erreichen, jedoch gut.

Eileitersterilisation (Tubenligatur)

Die Eileitersterilisation, auch Tubenligatur genannt, ist eine dauerhafte Verhütungsmethode, bei der die Eileiter durchtrennt oder blockiert werden, um eine Befruchtung zu verhindern. Dies ist eine Form der Sterilisation, die als langfristige Familienplanungsmaßnahme gilt.

Bei einer Tubenligatur werden die Eileiter chirurgisch durchtrennt, abgeklemmt oder versiegelt, um den Transport der Eizellen von den Eierstöcken zur Gebärmutter zu verhindern. Dies verhindert eine natürliche Befruchtung, da die Spermien die Eizellen nicht mehr erreichen können. Die Methode ist hochgradig effektiv, gilt jedoch als irreversible Form der Verhütung. In seltenen Fällen kann eine Tubenligatur rückgängig gemacht werden, aber die Erfolgschancen auf eine erneute Fruchtbarkeit sind begrenzt.

Die Entscheidung für eine Tubenligatur ist oft gut überlegt und wird als dauerhafte Lösung für die Familienplanung betrachtet. Dennoch können einige Frauen nach dem

Eingriff Zweifel oder Bedauern empfinden, insbesondere wenn sich ihre Lebensumstände ändern oder der Wunsch nach einem weiteren Kind entsteht. Es ist wichtig, diese Entscheidung gründlich zu überdenken und sicherzustellen, dass sie mit deinen langfristigen Zielen übereinstimmt.

Wenn du über eine Tubenligatur nachdenkst, sprich ausführlich mit deinem Arzt über die Vor- und Nachteile sowie die Alternativen. Es ist ratsam, sicherzustellen, dass du alle Aspekte dieser Entscheidung verstehst, insbesondere die Irreversibilität des Verfahrens. Falls du nach einer Tubenligatur erneut schwanger werden möchtest, könnte eine In-vitro-Fertilisation (IVF) eine mögliche Option sein.

Die Erfolgsrate der Tubenligatur zur Verhinderung einer Schwangerschaft liegt bei über 99 %. Die Wahrscheinlichkeit einer Schwangerschaft nach einer Tubenligatur-Reversal (Rückgängigmachung) liegt jedoch nur bei etwa 50 %, abhängig von der Art des Eingriffs und dem Alter der Frau.

Embryo

Ein Embryo ist das früheste Entwicklungsstadium eines Babys, das nach der Befruchtung der Eizelle entsteht. Der Begriff "Embryo" wird bis zur 8. Schwangerschaftswoche verwendet, danach spricht man vom Fötus.

Nach der Befruchtung der Eizelle durch das Spermium beginnt die Zygote sich zu teilen und bildet den Embryo. In den ersten acht Wochen entwickelt der Embryo alle wichtigen Organe und Strukturen des Körpers. Diese Phase ist entscheidend, da genetische Anomalien oder äußere Faktoren wie Infektionen oder Schadstoffe die Entwicklung beeinträchtigen können.

Der Moment, in dem das Leben als Embryo beginnt, ist für viele Paare ein emotionaler Meilenstein, der Hoffnung und Vorfreude auslöst. Gleichzeitig können in dieser Phase auch Ängste bestehen, insbesondere in Bezug auf Fehlgeburten oder genetische Anomalien. Viele Frauen erleben in den ersten Wochen der Schwangerschaft ein Wechselbad der Gefühle, da die Ungewissheit über den Erfolg der Schwangerschaft hoch ist.

In den frühen Stadien der Schwangerschaft ist es wichtig, auf eine gesunde Lebensweise zu achten, um die bestmöglichen Bedingungen für die Embryonalentwicklung zu schaffen. Dazu gehören eine ausgewogene Ernährung, die Einnahme von Folsäure, das Vermeiden von Alkohol und Rauchen sowie regelmäßige Vorsorgeuntersuchungen. Wenn du besondere Sorgen oder Fragen hast, sprich mit deinem Frauenarzt oder deiner Hebamme.

Etwa 10-20 % der klinisch diagnostizierten Schwangerschaften enden im ersten Trimester mit einer Fehlgeburt. Mit fortschreitender Schwangerschaft sinkt dieses Risiko jedoch erheblich. Viele Frauen, die eine Fehlgeburt erleiden, haben in späteren Schwangerschaften dennoch Erfolg.

Embryo-Transfer (ET)

Der Embryo-Transfer (ET) ist ein wichtiger Schritt bei der In-vitro-Fertilisation (IVF), bei dem der befruchtete Embryo in die Gebärmutter der Frau eingesetzt wird, in der Hoffnung, dass er sich dort einnistet und eine Schwangerschaft beginnt.

Nach der Befruchtung der Eizellen im Labor werden die Embryonen über einen Zeitraum von mehreren Tagen kultiviert. Der Embryo-Transfer erfolgt in der Regel am dritten oder fünften Tag nach der Befruchtung. Bei diesem Verfahren wird der Embryo mithilfe eines dünnen Katheters in die Gebärmutter eingebracht. Die Qualität des Embryos und der Zeitpunkt des Transfers sind entscheidende Faktoren für den Erfolg des Verfahrens.

Der Embryo-Transfer ist für viele Frauen der spannendste und emotional aufwühlendste Teil des IVF-Prozesses. Die Hoffnung, dass der Embryo sich erfolgreich einnistet und zu einer Schwangerschaft führt, kann zu hoher Anspannung führen. Gleichzeitig kann die Unsicherheit, ob der Transfer erfolgreich sein wird, zusätzliche emotionale Belastungen mit sich bringen.

Nach dem Embryo-Transfer ist es wichtig, Ruhe zu bewahren und die Anweisungen deines Arztes zu befolgen. Du solltest körperliche Anstrengung vermeiden, dich aber nicht zu sehr auf mögliche Symptome oder Ergebnisse fokussieren. Ablenkung und Unterstützung durch deinen Partner oder deine Familie können hilfreich sein, um mit der Anspannung umzugehen.

Die Erfolgsrate für den Embryo-Transfer hängt vom Alter der Frau und der Qualität der Embryonen ab. Bei Frauen unter 35 Jahren liegt die Schwangerschaftsrate bei etwa 40-50 % pro Zyklus. Bei älteren Frauen sinkt diese Rate, aber mit fortschrittlichen Techniken und optimaler medizinischer Versorgung sind die Chancen auf eine erfolgreiche Schwangerschaft dennoch gut.

Embryonalentwicklung

Die Embryonalentwicklung bezeichnet die Phase der frühen Entwicklung eines Babys, die von der Befruchtung der Eizelle bis zur 8. Schwangerschaftswoche dauert. Während dieser Zeit bilden sich alle wichtigen Organe und Strukturen des Körpers.

Die Embryonalentwicklung beginnt mit der Befruchtung und den ersten Zellteilungen. In der zweiten Woche nistet sich der Embryo in die Gebärmutterschleimhaut ein, und in den folgenden Wochen beginnen sich die Organe, das Nervensystem, das Herz und die Gliedmaßen zu formen. Dies ist eine besonders empfindliche Phase, da genetische Anomalien oder schädliche Einflüsse wie Alkohol, Drogen oder bestimmte Medikamente die Entwicklung beeinträchtigen können.

Für viele werdende Eltern ist die Vorstellung, dass das Baby in dieser Phase alle seine Organe und Strukturen entwickelt, überwältigend und faszinierend zugleich. Gleichzeitig kann diese Phase auch mit Ängsten verbunden sein, da das Risiko für Fehlbildungen oder Fehlgeburten in der Embryonalentwicklung höher ist als in späteren Stadien der Schwangerschaft.

Es ist wichtig, während der frühen Schwangerschaft besonders auf eine gesunde Ernährung, den Verzicht auf Alkohol und Nikotin sowie die Einnahme von Folsäure zu achten. Regelmäßige ärztliche Vorsorgeuntersuchungen können helfen, mögliche Komplikationen frühzeitig zu erkennen. Wenn du dich unsicher oder ängstlich fühlst, ist es hilfreich, mit deinem Arzt oder einer Hebamme über deine Sorgen zu sprechen.

Die meisten Fehlgeburten treten im ersten Trimester auf, insbesondere in der Embryonalphase, da der Embryo in dieser Zeit besonders anfällig ist. Mit fortschreitender Entwicklung sinkt das Risiko für Komplikationen, und etwa 80-90 % der Schwangerschaften verlaufen nach der 12. Woche ohne größere Probleme.

Endometriose

Endometriose ist eine chronische Erkrankung, bei der gebärmutterschleimhautähnliches Gewebe außerhalb der Gebärmutter wächst, oft auf den Eierstöcken, den Eileitern oder anderen Organen im Beckenbereich. Dies kann starke Schmerzen und Unfruchtbarkeit verursachen.

Endometriose entsteht, wenn Zellen der Gebärmutterschleimhaut (Endometrium) außerhalb der Gebärmutterhöhle wachsen und während des Menstruationszyklus auf hormonelle Veränderungen reagieren. Diese Zellen bluten, können aber nicht aus dem Körper abfließen, was zu Entzündungen, Narbengewebe und Verwachsungen führt. Endometriose kann zu starken Menstruationsschmerzen, Schmerzen beim Geschlechtsverkehr und Fruchtbarkeitsproblemen führen. Sie wird oft durch eine Laparoskopie diagnostiziert und behandelt.

Frauen mit Endometriose leiden nicht nur unter den körperlichen Schmerzen, sondern auch unter den emotionalen Belastungen, die mit chronischen Schmerzen und möglichen Fruchtbarkeitsproblemen einhergehen. Viele Frauen fühlen sich isoliert oder unverstanden, da die

Symptome der Endometriose oft nicht sichtbar sind und falsch diagnostiziert werden.

Wenn bei dir Endometriose diagnostiziert wird, ist es wichtig, dass du dich über deine Behandlungsmöglichkeiten informierst. Schmerzmedikamente, Hormontherapien oder chirurgische Eingriffe können helfen, die Symptome zu lindern und die Fruchtbarkeit zu verbessern. Eine frühzeitige Diagnose und Behandlung kann die Chancen auf eine Schwangerschaft erhöhen. Es kann auch hilfreich sein, sich einer Selbsthilfegruppe anzuschließen, um Unterstützung und Informationen von anderen Betroffenen zu erhalten.

Etwa 10 % der Frauen im gebärfähigen Alter leiden an Endometriose. Von diesen Frauen haben etwa 30-50 % Schwierigkeiten, schwanger zu werden. Mit den richtigen Behandlungsansätzen, einschließlich Operationen und assistierten Reproduktionstechniken, können jedoch viele Frauen mit Endometriose eine erfolgreiche Schwangerschaft erleben.

Endometriumbiopsie

Eine Endometriumbiopsie ist ein diagnostisches Verfahren, bei dem eine kleine Gewebeprobe aus der Gebärmutterschleimhaut (Endometrium) entnommen wird. Diese Untersuchung hilft, Veränderungen im Endometrium zu erkennen, die Unfruchtbarkeit, Fehlgeburten oder andere Probleme verursachen können.

Während einer Endometriumbiopsie wird mithilfe eines dünnen Katheters eine Gewebeprobe aus der

Gebärmutterschleimhaut entnommen. Diese Probe wird dann auf entzündliche Veränderungen, Hormonstörungen oder andere Anomalien untersucht, die die Fruchtbarkeit oder die Fähigkeit, eine Schwangerschaft aufrechtzuerhalten, beeinträchtigen könnten. Die Biopsie wird häufig bei Frauen durchgeführt, die wiederholte Fehlgeburten erlitten haben oder bei denen der Verdacht auf eine Endometriumstörung besteht.

Eine Endometriumbiopsie kann sowohl körperlich als auch emotional unangenehm sein. Die Aussicht auf das Ergebnis der Untersuchung kann bei Frauen mit Kinderwunsch Angst und Unsicherheit auslösen. Gleichzeitig kann die Biopsie Hoffnung geben, da sie eine klare Diagnose liefert und den Weg für eine gezielte Behandlung ebnet.

Wenn dir eine Endometriumbiopsie empfohlen wird, sprich mit deinem Arzt über den Ablauf und mögliche Risiken. Der Eingriff ist in der Regel schmerzarm, aber es kann zu leichten Krämpfen oder Blutungen kommen. Die Ergebnisse der Biopsie können dir helfen, gezielte Behandlungen zu erhalten, die deine Chancen auf eine erfolgreiche Schwangerschaft erhöhen.

Endometriumbiopsien sind ein hilfreiches Diagnoseinstrument bei etwa 20 % der Frauen, die unter unerklärlicher Unfruchtbarkeit oder wiederholten Fehlgeburten leiden. Je nach den Ergebnissen der Biopsie können Hormonbehandlungen oder chirurgische Eingriffe die Fruchtbarkeit verbessern.

Endometriumpolypen

Endometriumpolypen sind gutartige Wucherungen, die sich in der Gebärmutterschleimhaut (Endometrium) bilden. Sie können unregelmäßige Menstruationsblutungen, Schmerzen und Fruchtbarkeitsprobleme verursachen. Endometriumpolypen entstehen, wenn das Gewebe der Gebärmutterschleimhaut übermäßig wächst und Polypen bildet, die in die Gebärmutterhöhle hineinragen. Diese Wucherungen können die Implantation einer befruchteten Eizelle behindern und somit die Fruchtbarkeit beeinträchtigen. Polypen werden oft durch Ultraschall oder eine Hysteroskopie diagnostiziert und können chirurgisch entfernt werden.

Die Diagnose von Endometriumpolypen kann Unbehagen und Unsicherheit hervorrufen, insbesondere wenn sie als mögliche Ursache für Fruchtbarkeitsprobleme erkannt werden. Die Aussicht auf einen operativen Eingriff kann zusätzlich Sorgen auslösen, auch wenn dieser in der Regel unkompliziert ist.

Wenn bei dir Endometriumpolypen diagnostiziert wurden, wird dein Arzt möglicherweise eine Hysteroskopie empfehlen, um die Polypen zu entfernen. Dieser minimalinvasive Eingriff ist in der Regel einfach und erfordert nur eine kurze Erholungszeit. Nach der Entfernung der Polypen können sich deine Fruchtbarkeit und Menstruation wieder normalisieren. Regelmäßige Kontrollen sind wichtig, um sicherzustellen, dass keine neuen Polypen entstehen.

Etwa 10-20 % der Frauen im gebärfähigen Alter entwickeln Endometriumpolypen. Bei Frauen, die sich einer Hysteroskopie zur Entfernung von Polypen unterziehen, liegt die Erfolgsrate für eine anschließende Schwangerschaft bei etwa 50-60 %.

Endometriumtransplantation

Eine Endometriumtransplantation ist ein experimentelles Verfahren, bei dem Endometriumgewebe in die Gebärmutter einer Frau transplantiert wird, um ihre Chancen auf eine Schwangerschaft zu erhöhen. Dieses Verfahren wird derzeit in der Forschung untersucht und ist noch nicht weit verbreitet.

Bei Frauen, deren Gebärmutterschleimhaut beschädigt ist oder sich nicht richtig aufbaut, könnte eine Transplantation von gesundem Endometriumgewebe in Betracht gezogen werden. Dieses Verfahren ist besonders bei Frauen mit Asherman-Syndrom oder anderen Endometriumstörungen von Interesse. Ziel ist es, eine funktionsfähige Gebärmutterschleimhaut wiederherzustellen, um die Einnistung einer befruchteten Eizelle zu ermöglichen.

Da die Endometriumtransplantation eine experimentelle Methode ist, können Frauen, die sich für dieses Verfahren interessieren, sowohl Hoffnung als auch Unsicherheit empfinden. Die Vorstellung, dass ein neuartiger Ansatz ihre Chancen auf eine Schwangerschaft verbessern könnte, ist ermutigend, gleichzeitig besteht jedoch die Sorge, dass das Verfahren möglicherweise noch nicht ausgereift ist.

Wenn du dich für eine Endometriumtransplantation interessierst, solltest du dich an eine spezialisierte Fruchtbarkeitsklinik wenden, die Forschung auf diesem Gebiet betreibt. Da es sich um ein experimentelles Verfahren handelt, ist es wichtig, sich über mögliche

Risiken und den aktuellen Stand der Forschung zu informieren. Es könnte auch hilfreich sein, alternative Fruchtbarkeitsbehandlungen in Betracht zu ziehen, die besser erforscht und zugänglich sind.

Da die Endometriumtransplantation noch in den frühen Stadien der Forschung steckt, gibt es noch keine umfassenden Statistiken zu den Erfolgsraten. Erste Studien deuten jedoch darauf hin, dass das Verfahren potenziell dazu beitragen könnte, die Fruchtbarkeit bei Frauen mit schweren Endometriumproblemen zu verbessern.

Endometriumzysten

Endometriumzysten, auch Schokoladenzysten genannt, sind Zysten, die sich an den Eierstöcken bilden und Endometriumgewebe enthalten. Diese Zysten sind mit dunkelbraunem Blut gefüllt und treten häufig bei Frauen mit Endometriose auf.

Endometriumzysten entstehen, wenn sich Endometriumgewebe, das normalerweise die Gebärmutter auskleidet, außerhalb der Gebärmutter ansiedelt und Blutansammlungen bildet. Diese Zysten können während des Menstruationszyklus wachsen und Schmerzen verursachen. Sie können die Fruchtbarkeit beeinträchtigen, indem sie die Funktion der Eierstöcke stören und Entzündungen verursachen. Eine chirurgische Entfernung der Zysten kann notwendig sein, wenn sie Beschwerden verursachen oder die Fruchtbarkeit beeinträchtigen.

Die Diagnose einer Endometriumzyste kann beunruhigend sein, da sie häufig mit Endometriose und damit verbundenen Fruchtbarkeitsproblemen in Verbindung

gebracht wird. Frauen, die von Endometriose betroffen sind, kämpfen oft mit wiederkehrenden Schmerzen und der Angst vor einer eingeschränkten Fruchtbarkeit.
Wenn bei dir Endometriumzysten diagnostiziert wurden, besprich mit deinem Arzt die besten Behandlungsmöglichkeiten. In einigen Fällen können Medikamente wie Hormontherapien helfen, das Wachstum der Zysten zu kontrollieren. Bei größeren Zysten oder starken Schmerzen könnte eine chirurgische Entfernung in Betracht gezogen werden. Es ist wichtig, regelmäßige Kontrolluntersuchungen wahrzunehmen, um die Entwicklung der Zysten zu überwachen.
Etwa 20-40 % der Frauen mit Endometriose entwickeln Endometriumzysten. Die chirurgische Entfernung von Endometriumzysten kann die Symptome lindern und die Fruchtbarkeit verbessern, wobei die Erfolgsraten je nach Schweregrad der Erkrankung variieren.

Endokrine Disruptoren und Fruchtbarkeit

Endokrine Disruptoren sind Chemikalien, die das Hormonsystem des Körpers stören und die Fruchtbarkeit bei Männern und Frauen beeinträchtigen können. Diese Substanzen finden sich in alltäglichen Produkten wie Kunststoffen, Pestiziden und Kosmetika.
Endokrine Disruptoren wirken, indem sie die Funktion von Hormonen wie Östrogen und Testosteron nachahmen oder blockieren. Sie können den Menstruationszyklus, den Eisprung und die Spermienproduktion stören. Zu den häufigsten endokrinen Disruptoren gehören Bisphenol A

(BPA), Phthalate und Parabene, die in Plastikverpackungen, Haushaltsgegenständen und Kosmetika enthalten sind. Langfristige Exposition gegenüber diesen Chemikalien kann zu Unfruchtbarkeit, Fehlgeburten und Entwicklungsstörungen bei Babys führen.

Die Vorstellung, dass alltägliche Produkte die Fruchtbarkeit beeinträchtigen können, kann für viele Paare beunruhigend sein. Es kann auch zu Gefühlen der Hilflosigkeit führen, da endokrine Disruptoren in so vielen Produkten enthalten sind. Es ist jedoch möglich, das Risiko zu minimieren, indem man bewusst auf die Inhaltsstoffe von Produkten achtet.

Um die Exposition gegenüber endokrinen Disruptoren zu reduzieren, solltest du auf Plastikprodukte, insbesondere Plastikbehälter für Lebensmittel, verzichten und stattdessen Glas oder Edelstahl verwenden. Wähle Kosmetika und Körperpflegeprodukte ohne Parabene und Phthalate, und achte auf biologisch angebaute Lebensmittel, um den Kontakt mit Pestiziden zu minimieren. Regelmäßige Entgiftungsmaßnahmen und eine gesunde Lebensweise können ebenfalls hilfreich sein, um den Einfluss dieser Chemikalien zu verringern.

Studien zeigen, dass bis zu 90 % der Menschen BPA im Körper haben. Dennoch ist es möglich, die Exposition durch bewusste Lebensstiländerungen erheblich zu reduzieren, was langfristig zu einer Verbesserung der Fruchtbarkeit führen kann.

Epididymitis und Fruchtbarkeit

Epididymitis ist eine Entzündung des Nebenhodens, die durch eine Infektion oder Verletzung verursacht wird. Sie kann Schmerzen, Schwellungen und, wenn sie nicht behandelt wird, Fruchtbarkeitsprobleme bei Männern verursachen.

Die Epididymis ist ein kleines, gewundenes Röhrensystem am oberen Teil des Hodens, das die Spermien speichert und transportiert. Eine Entzündung dieses Bereichs kann durch sexuell übertragbare Infektionen wie Chlamydien oder Gonorrhö oder durch Harnwegsinfektionen ausgelöst werden. Typische Symptome sind Schmerzen, Schwellungen und Fieber. Eine unbehandelte Epididymitis kann zu Narbenbildung und Verstopfung der Samenwege führen, was die Spermienproduktion und -qualität beeinträchtigt.

Die Diagnose einer Epididymitis kann bei Männern zu Ängsten über ihre Fruchtbarkeit und sexuelle Gesundheit führen. Die Vorstellung, dass eine Infektion dauerhafte Schäden verursachen könnte, kann emotional belastend sein. Auch die Schmerzen und die körperlichen Symptome können das Wohlbefinden beeinträchtigen.

Wenn du Symptome einer Epididymitis bemerkst, ist es wichtig, sofort einen Arzt aufzusuchen. Eine Antibiotikatherapie ist in der Regel wirksam, um die Infektion zu behandeln und Komplikationen zu vermeiden. Ruhe, Hochlagern des Hodens und entzündungshemmende Medikamente können ebenfalls helfen, die Beschwerden zu lindern. Es ist auch ratsam, regelmäßige STI-Tests durchzuführen, um das Risiko einer erneuten Infektion zu minimieren.

Bei rechtzeitiger Behandlung heilt eine Epididymitis in den meisten Fällen ohne bleibende Schäden ab. Unbehandelte Fälle können jedoch in bis zu 30 % der Fälle zu dauerhaften Schäden an den Samenwegen führen und die Fruchtbarkeit beeinträchtigen.

Epiduralanästhesie (Periduralanästhesie, PDA)

Die Epiduralanästhesie ist eine häufige Form der Schmerzlinderung während der Geburt. Dabei wird ein Betäubungsmittel in den Raum um das Rückenmark gespritzt, um die Schmerzen während der Wehen und der Geburt zu lindern.

Die Epiduralanästhesie blockiert die Schmerzsignale, die von den Nerven im unteren Rücken ausgehen, und bietet eine effektive Schmerzlinderung, während die Frau bei Bewusstsein bleibt. Die Anästhesie wird durch einen dünnen Katheter in den Epiduralraum im Rücken injiziert. Dieser kann kontinuierlich oder bei Bedarf verabreicht werden. Der Effekt tritt in der Regel innerhalb von 10 bis 20 Minuten ein und kann während der gesamten Wehen aufrechterhalten werden.

Für viele Frauen bietet die PDA eine Möglichkeit, die Geburtserfahrung besser zu bewältigen und die Schmerzen zu kontrollieren. Gleichzeitig können einige Frauen Bedenken oder Ängste bezüglich der Injektion in den Rücken oder der möglichen Nebenwirkungen haben. Die Entscheidung für oder gegen eine PDA ist oft eine persönliche Entscheidung, die im Laufe der Geburt getroffen wird.

Wenn du dich für eine PDA interessierst, sprich vor der Geburt mit deinem Arzt oder deiner Hebamme über die Vor- und Nachteile. Es ist wichtig, die möglichen Nebenwirkungen und Risiken zu verstehen, wie z. B. Blutdruckabfall, Kopfschmerzen oder das Gefühl, die Wehen nicht vollständig zu spüren. Für die meisten Frauen ist die PDA eine sichere und wirksame Option, aber es ist hilfreich, gut informiert zu sein, um die bestmögliche Entscheidung für dich zu treffen.

In Deutschland entscheiden sich etwa 30-50 % der Frauen während der Geburt für eine PDA. Die meisten Frauen berichten, dass die Schmerzlinderung effektiv ist, und Komplikationen sind selten.

Erektile Dysfunktion (ED)

Erektile Dysfunktion (ED) ist die Unfähigkeit, eine Erektion zu bekommen oder aufrechtzuerhalten, die für den Geschlechtsverkehr ausreichend ist. ED kann verschiedene Ursachen haben, darunter körperliche, psychologische und lebensstilbedingte Faktoren, und sie kann die Fruchtbarkeit und das sexuelle Wohlbefinden eines Mannes beeinträchtigen.

Erektile Dysfunktion tritt auf, wenn die Blutgefäße, Nerven oder Hormone, die für eine Erektion erforderlich sind, nicht richtig funktionieren. Häufige körperliche Ursachen sind Herzerkrankungen, Diabetes, Bluthochdruck und hormonelle Störungen wie niedriger Testosteronspiegel. Psychische Faktoren wie Stress, Angst oder Depression können ebenfalls zu ED beitragen. ED kann das sexuelle Selbstbewusstsein eines Mannes erheblich beeinträchtigen und die Fähigkeit zur Empfängnis beeinflussen.

Männer, die unter ED leiden, können sich unsicher oder frustriert fühlen, was sich negativ auf ihr Selbstwertgefühl und ihre Beziehungen auswirken kann. Die Vorstellung, dass sie ihre Partnerin nicht auf natürliche Weise schwängern können, kann zusätzlich emotionalen Druck erzeugen. Es ist wichtig, offen über diese Probleme zu sprechen, um Missverständnisse zu vermeiden.

Wenn du unter erektiler Dysfunktion leidest, ist es wichtig, einen Arzt aufzusuchen, um die zugrunde liegenden Ursachen zu ermitteln. Medikamente wie Sildenafil (Viagra) oder Tadalafil (Cialis) können helfen, die Erektionsfähigkeit zu verbessern. Auch eine Therapie zur Stressbewältigung oder zur Behandlung von Angststörungen kann wirksam sein. In einigen Fällen können Änderungen des Lebensstils, wie Gewichtsabnahme, Sport oder der Verzicht auf Alkohol und Rauchen, ebenfalls die Symptome lindern.

Etwa 20 % der Männer über 40 Jahren leiden an erektiler Dysfunktion, und die Häufigkeit steigt mit dem Alter. Bei den meisten Männern, die eine medizinische Behandlung in Anspruch nehmen, sind die Erfolgsaussichten sehr gut, und sie können ein normales Sexualleben führen.

Erschöpfung und Schwangerschaft

Erschöpfung ist ein häufiges Symptom während der Schwangerschaft, besonders im ersten und dritten Trimester. Sie wird durch hormonelle Veränderungen, den erhöhten Energiebedarf und die körperlichen Belastungen der Schwangerschaft verursacht.

In den ersten Wochen der Schwangerschaft führt der erhöhte Progesteronspiegel zu einem Gefühl der Müdigkeit und Schläfrigkeit, während sich der Körper auf die wachsenden Anforderungen der Schwangerschaft einstellt. Im dritten Trimester nimmt die Erschöpfung oft wieder zu, da das Gewicht des Babys steigt und der Schlaf durch häufiges Wasserlassen oder Schlafstörungen unterbrochen wird. Eisenmangelanämie kann ebenfalls zu Erschöpfung beitragen und sollte ärztlich abgeklärt werden.

Viele Frauen empfinden die Erschöpfung während der Schwangerschaft als frustrierend, insbesondere wenn sie noch berufstätig sind oder andere Kinder betreuen. Die Vorstellung, dass die Müdigkeit den ganzen Tag über anhält, kann zu Stress oder dem Gefühl führen, den eigenen Anforderungen nicht gerecht zu werden. Es ist jedoch wichtig, sich daran zu erinnern, dass Erschöpfung in der Schwangerschaft normal ist.

Um die Erschöpfung während der Schwangerschaft zu bewältigen, solltest du ausreichend Schlaf und Ruhepausen einplanen. Eine gesunde Ernährung mit viel Eisen und Flüssigkeit kann ebenfalls helfen, dein Energieniveau zu steigern. Regelmäßige, leichte Bewegung wie Spazierengehen oder Yoga kann dich erfrischen, ohne dich zu überanstrengen. Wenn die Müdigkeit sehr stark ist oder mit anderen Symptomen wie Schwindel oder Kurzatmigkeit einhergeht, solltest du einen Arzt aufsuchen, um eine Anämie auszuschließen.

Etwa 70 % der schwangeren Frauen berichten im ersten Trimester von starker Müdigkeit. Die meisten Frauen erleben nach dem ersten Trimester eine Besserung, aber die Erschöpfung kehrt häufig im dritten Trimester zurück.

Ersttrimester-Screening

Das Ersttrimester-Screening ist eine Untersuchung zwischen der 11. und 14. Schwangerschaftswoche, die das Risiko für genetische Erkrankungen wie das Down-Syndrom (Trisomie 21) ermittelt. Das Screening umfasst einen Ultraschall und eine Blutuntersuchung.

Das Ersttrimester-Screening besteht aus der Messung der Nackentransparenz (NT) des Fötus mittels Ultraschall sowie der Bestimmung bestimmter Hormone im Blut der Mutter. Eine verdickte Nackentransparenz oder abnormale Hormonwerte können auf ein erhöhtes Risiko für Chromosomenanomalien wie das Down-Syndrom hinweisen. Diese Untersuchung gibt keine endgültige Diagnose, sondern eine Risikoeinschätzung, die weitere Tests wie die Fruchtwasseruntersuchung oder den NIPT (Nicht-invasiver Pränataltest) erforderlich machen kann.

Das Ersttrimester-Screening kann bei werdenden Eltern sowohl Hoffnung als auch Angst auslösen. Während viele Eltern erleichtert sind, wenn die Ergebnisse auf ein geringes Risiko hinweisen, kann ein erhöhtes Risiko erhebliche Sorgen über die Gesundheit des Babys verursachen. Die Vorstellung, dass weitere invasive Tests notwendig sein könnten, kann emotional belastend sein.

Wenn du das Ersttrimester-Screening in Erwägung ziehst, sprich mit deinem Arzt über die Vor- und Nachteile sowie die möglichen Konsequenzen der Ergebnisse. Wenn ein erhöhtes Risiko festgestellt wird, ist es wichtig, sich über die nächsten Schritte gut zu informieren und gegebenenfalls eine genetische Beratung in Anspruch zu nehmen. Es ist auch hilfreich, sich emotional auf mögliche Unsicherheiten vorzubereiten.

Das Ersttrimester-Screening erkennt etwa 85-90 % der Fälle von Down-Syndrom. Es handelt sich um einen risikofreien Test, der keine Gefahr für die Schwangerschaft darstellt. Viele Eltern entscheiden sich nach einem auffälligen Screening für weitere Untersuchungen, um eine klare Diagnose zu erhalten.

Ersatzmutter (Leihmutterschaft)

Leihmutterschaft ist eine reproduktive Methode, bei der eine Frau (die Leihmutter) ein Kind für ein anderes Paar oder eine Einzelperson austrägt. Die Leihmutter wird entweder mit den Spermien und Eizellen des Paares befruchtet (traditionelle Leihmutterschaft) oder durch eine In-vitro-Fertilisation (IVF) mit einem Embryo, der von den Wunscheltern stammt (gestationelle Leihmutterschaft).

Bei der traditionellen Leihmutterschaft wird die Leihmutter mit den Spermien des Vaters oder eines Spenders befruchtet, was bedeutet, dass sie genetisch mit dem Kind verwandt ist. Bei der gestationellen Leihmutterschaft hingegen wird der Embryo durch IVF erzeugt und in die Gebärmutter der Leihmutter eingepflanzt. In diesem Fall hat die Leihmutter keine genetische Verbindung zu dem Kind. Leihmutterschaft wird oft dann in Betracht gezogen, wenn eine Frau aus medizinischen Gründen nicht selbst schwanger werden oder eine Schwangerschaft austragen kann.

Leihmutterschaft kann sowohl für die Wunscheltern als auch für die Leihmutter eine tief emotionale Erfahrung sein. Für die Wunscheltern kann es eine Quelle der Hoffnung sein, ihren Kinderwunsch zu erfüllen, aber auch Ängste und Unsicherheiten bezüglich der Beziehung zur Leihmutter und der rechtlichen Aspekte können auftreten. Für die Leihmutter ist es eine körperlich und emotional anspruchsvolle Aufgabe, die ebenfalls sorgfältig durchdacht sein muss.

Wenn du über Leihmutterschaft nachdenkst, ist es wichtig, rechtliche und medizinische Unterstützung in Anspruch zu nehmen. Leihmutterschaft ist in einigen Ländern rechtlich nicht erlaubt oder stark reguliert, sodass es entscheidend ist, sich über die geltenden Gesetze und Richtlinien zu informieren. Eine psychologische Beratung kann helfen, die emotionale Komplexität des Prozesses zu bewältigen, sowohl für die Wunscheltern als auch für die Leihmutter.

Leihmutterschaft ist eine zunehmend genutzte Methode, insbesondere in Ländern, in denen sie rechtlich zugelassen ist. Die Erfolgsraten für eine Schwangerschaft durch Leihmutterschaft liegen ähnlich hoch wie bei herkömmlichen IVF-Behandlungen, abhängig vom Alter der Eizellspenderin und der Qualität des Embryos.

Erstgebärende

Eine Erstgebärende ist eine Frau, die ihr erstes Kind erwartet oder zur Welt bringt. Dies ist ein wichtiger Meilenstein im Leben einer Frau und kann mit verschiedenen physischen und emotionalen Veränderungen verbunden sein.

Erstgebärende erleben oft längere Wehen und einen langsameren Geburtsfortschritt, da der Körper den Geburtsvorgang zum ersten Mal durchläuft. Es gibt jedoch keine festen Regeln, und jede Geburt verläuft individuell. Erstgebärende haben möglicherweise ein etwas höheres Risiko für Komplikationen wie Kaiserschnitt, da der Geburtsverlauf unvorhersehbar sein kann. Es ist wichtig, dass Erstgebärende gut informiert sind und sich von erfahrenen Geburtshelfern betreuen lassen.

Für viele Frauen ist die erste Schwangerschaft ein aufregender, aber auch beängstigender Prozess. Die Unsicherheit darüber, was während der Geburt und in den ersten Wochen mit dem Neugeborenen zu erwarten ist, kann zu Ängsten führen. Gleichzeitig kann die Vorfreude auf das erste Kind überwältigend und positiv sein. Unterstützung durch Partner, Familie und medizinisches Personal ist oft entscheidend, um diese Zeit gut zu bewältigen.

Es ist ratsam, sich frühzeitig über den Geburtsprozess zu informieren, an Geburtsvorbereitungskursen teilzunehmen und eine vertrauensvolle Beziehung zu Hebammen und Ärzten aufzubauen. Offene Kommunikation über deine Ängste und Erwartungen kann dir helfen, mit den Unsicherheiten der ersten Schwangerschaft umzugehen. Denke daran, dass es in Ordnung ist, Unterstützung zu suchen und auf die Erfahrungen anderer zurückzugreifen.

Die durchschnittliche Dauer der Wehen bei Erstgebärenden beträgt etwa 12 bis 14 Stunden, was länger ist als bei Frauen, die bereits geboren haben. Etwa 30 % der Erstgebärenden entbinden per Kaiserschnitt, was oft mit dem längeren Geburtsverlauf zusammenhängt.

Ernährung in der Schwangerschaft

Eine ausgewogene Ernährung ist während der Schwangerschaft entscheidend, um das Wachstum und die Entwicklung des Babys zu unterstützen. Schwangere Frauen sollten auf eine ausreichende Versorgung mit Vitaminen, Mineralstoffen und Nährstoffen achten.

Während der Schwangerschaft steigt der Bedarf an bestimmten Nährstoffen, wie Folsäure, Eisen, Kalzium und Eiweiß. Folsäure ist besonders wichtig, um Neuralrohrdefekte beim Baby zu verhindern, während Eisen benötigt wird, um die erhöhte Blutproduktion zu unterstützen und Anämie zu verhindern. Eine ausgewogene Ernährung, die reich an Obst, Gemüse, Vollkornprodukten, magerem Eiweiß und gesunden Fetten ist, hilft, eine gesunde Gewichtszunahme zu fördern und das Risiko von Schwangerschaftskomplikationen zu verringern.

Für viele Frauen ist die Ernährung während der Schwangerschaft eine Quelle der Sorge, da sie das Gefühl haben, dass jede Mahlzeit direkten Einfluss auf die Gesundheit ihres Babys hat. Es kann stressig sein, alle Empfehlungen zu befolgen, insbesondere wenn Übelkeit oder Heißhungerattacken auftreten. Es ist wichtig, einen ausgewogenen Ansatz zu finden, der sowohl den Bedürfnissen der Mutter als auch denen des Babys gerecht wird.

Achte auf eine ausgewogene Ernährung und vermeide stark verarbeitete Lebensmittel, zuckerhaltige Getränke und übermäßig fetthaltige Speisen. Es kann hilfreich sein, kleine, häufige Mahlzeiten zu sich zu nehmen, um den Blutzuckerspiegel stabil zu halten und Übelkeit zu lindern. Nahrungsergänzungsmittel wie Folsäure, Eisen und

Omega-3-Fettsäuren können, in Absprache mit deinem Arzt, zusätzlich eingenommen werden, um den Nährstoffbedarf zu decken.

Etwa 15-25 % der Frauen erleben während der Schwangerschaft Eisenmangelanämie. Mit einer ausgewogenen Ernährung und der richtigen Nährstoffzufuhr können die meisten Schwangerschaften ohne ernährungsbedingte Komplikationen verlaufen.

Ernährungsberatung bei Kinderwunsch

Eine Ernährungsberatung kann Paaren mit Kinderwunsch helfen, ihre Fruchtbarkeit durch eine gesunde und ausgewogene Ernährung zu unterstützen. Bestimmte Nährstoffe wie Folsäure, Zink, Omega-3-Fettsäuren und Antioxidantien spielen eine wichtige Rolle bei der Förderung der Fruchtbarkeit von Männern und Frauen.

Die Ernährung kann die Fruchtbarkeit beeinflussen, indem sie den Hormonhaushalt reguliert und die Qualität der Eizellen und Spermien verbessert. Folsäure, zum Beispiel, ist entscheidend für die Entwicklung des Embryos und beugt Neuralrohrdefekten vor. Omega-3-Fettsäuren unterstützen die Eizellgesundheit, während Zink und Vitamin C die Spermienproduktion und -qualität fördern.

Eine ausgewogene Ernährung kann helfen, hormonelle Störungen wie das polyzystische Ovarialsyndrom (PCOS) oder eine Insulinresistenz zu regulieren, die sich negativ auf die Fruchtbarkeit auswirken können.

Paare mit Kinderwunsch können sich oft hilflos fühlen, wenn es um die Verbesserung ihrer Fruchtbarkeit geht. Eine

Ernährungsberatung bietet ihnen eine greifbare Möglichkeit, aktiv etwas zur Unterstützung ihres Kinderwunsches beizutragen. Gleichzeitig kann das Gefühl entstehen, dass die „richtige" Ernährung allein nicht ausreicht, um schwanger zu werden, was Frustration und Stress auslösen kann.

Wenn du deine Fruchtbarkeit durch eine Ernährungsumstellung verbessern möchtest, kannst du eine Ernährungsberatung in Anspruch nehmen. Ein Ernährungsberater kann dir helfen, einen individuellen Ernährungsplan zu erstellen, der reich an fruchtbarkeitsfördernden Nährstoffen ist. Es ist auch hilfreich, auf eine ausgewogene Ernährung zu achten, die reich an Obst, Gemüse, Vollkornprodukten, magerem Eiweiß und gesunden Fetten ist. Verzichte auf stark verarbeitete Lebensmittel und zuckerreiche Getränke.

Studien zeigen, dass Paare, die ihre Ernährung gezielt umstellen, ihre Chancen auf eine Schwangerschaft um bis zu 20-30 % steigern können. Die richtige Nährstoffversorgung kann insbesondere bei Paaren mit hormonellen Störungen oder schlechter Spermienqualität eine deutliche Verbesserung bewirken.

Ersatzstoffe für Hormone bei Kinderwunsch

Hormonersatztherapien (HET) werden bei Paaren mit Kinderwunsch eingesetzt, um den Hormonhaushalt zu stabilisieren und den Zyklus zu regulieren, wenn die natürlichen Hormonspiegel aus verschiedenen Gründen nicht ausreichen.

Bei Frauen kann eine Hormonbehandlung helfen, den Eisprung zu fördern, indem Östrogen, Progesteron oder Gonadotropine (wie FSH und LH) verabreicht werden. Diese Hormone regulieren den Menstruationszyklus und ermöglichen eine bessere Steuerung des Eisprungs. Bei Männern kann Testosteron-Ersatztherapie helfen, die Spermienproduktion zu stimulieren, wenn ein Hormonmangel vorliegt. Hormonersatzstoffe kommen häufig bei Paaren mit hormonellen Störungen oder in der Vorbereitung auf eine In-vitro-Fertilisation (IVF) zum Einsatz.

Die Vorstellung, auf Hormonersatzstoffe angewiesen zu sein, um schwanger zu werden, kann emotional belastend sein. Frauen, die Hormonbehandlungen durchlaufen, können Stimmungsschwankungen, Gewichtszunahme und andere Nebenwirkungen erleben, die zu zusätzlichem Stress führen. Auch Männer können das Gefühl haben, ihre Fruchtbarkeit nicht „natürlich" unterstützen zu können, was zu Unsicherheiten führen kann.

Wenn bei dir eine Hormonbehandlung in Erwägung gezogen wird, sprich mit deinem Arzt über die möglichen Nebenwirkungen und Erfolgsaussichten. Es ist wichtig, engmaschig überwacht zu werden, um die Dosierung und die Reaktion des Körpers auf die Hormone zu verfolgen. Auch emotionale Unterstützung, entweder durch Beratung oder den Austausch mit anderen Betroffenen, kann helfen, die Belastung während einer Hormonbehandlung zu reduzieren.

Hormonbehandlungen haben bei Paaren mit Kinderwunsch eine Erfolgsrate von etwa 40-50 %, je nach Ursache der Unfruchtbarkeit und der gewählten Therapie. Bei Frauen mit

PCOS oder anderen hormonellen Störungen können Hormonersatztherapien den Eisprung in bis zu 80 % der Fälle auslösen.

Erschöpfungssyndrom (Chronisches Fatigue-Syndrom)

Das Chronische Fatigue-Syndrom (CFS) ist eine langfristige Erkrankung, die durch extreme Müdigkeit gekennzeichnet ist, die nicht durch Schlaf oder Ruhe verbessert wird. Diese Erschöpfung kann die Lebensqualität erheblich beeinträchtigen und auch die Fruchtbarkeit beeinflussen, da die körperliche Belastung und der Stress hormonelle Ungleichgewichte hervorrufen können.

Die genaue Ursache des Chronischen Fatigue-Syndroms ist nicht bekannt, aber es wird angenommen, dass mehrere Faktoren wie Infektionen, Immunsystemprobleme und hormonelle Ungleichgewichte eine Rolle spielen könnten. Bei Menschen mit CFS ist der Cortisolspiegel oft erhöht, was sich negativ auf den Menstruationszyklus, den Eisprung und die Spermienproduktion auswirken kann. CFS kann auch zu Depressionen und Angstzuständen führen, die zusätzlich den Kinderwunsch beeinträchtigen.

Menschen mit CFS können sich durch ihre Erschöpfung und die fehlende körperliche Energie oft hilflos und frustriert fühlen. Der Gedanke, nicht die Kraft zu haben, eine Schwangerschaft zu tragen oder sich um ein Kind zu kümmern, kann belastend sein. Auch die Vorstellung, dass die Fruchtbarkeit durch die Krankheit beeinträchtigt wird, kann zu zusätzlichen Ängsten führen.

Wenn du unter CFS leidest und einen Kinderwunsch hast, sprich mit einem Spezialisten über mögliche Behandlungen und Strategien zur Verbesserung deines Wohlbefindens. Es kann hilfreich sein, einen gesunden Lebensstil zu pflegen, regelmäßige Bewegung zu integrieren und Entspannungstechniken wie Meditation oder Yoga anzuwenden, um die Symptome zu lindern. Eine enge Zusammenarbeit mit deinem medizinischen Team kann dir helfen, eine mögliche Schwangerschaft trotz CFS gut zu planen.

Etwa 1 % der Bevölkerung leidet an CFS, und Frauen sind häufiger betroffen als Männer. Mit der richtigen medizinischen und emotionalen Unterstützung können viele Frauen mit CFS eine gesunde Schwangerschaft erleben, auch wenn der Weg möglicherweise mehr Planung und Vorsicht erfordert.

Erythrozyten (Rote Blutkörperchen)

Erythrozyten, oder rote Blutkörperchen, sind Zellen im Blut, die Sauerstoff von den Lungen zu den Geweben und Organen des Körpers transportieren. Eine ausreichende Anzahl von Erythrozyten ist entscheidend für eine gesunde Schwangerschaft, da sie sicherstellen, dass das wachsende Baby mit ausreichend Sauerstoff versorgt wird. Rote Blutkörperchen enthalten das Protein Hämoglobin, das Sauerstoff bindet und ihn im Körper verteilt. Während der Schwangerschaft steigt das Blutvolumen der Frau, was bedeutet, dass auch mehr rote Blutkörperchen benötigt werden. Ein Mangel an Erythrozyten, wie es bei einer

Anämie der Fall ist, kann zu Müdigkeit, Schwindel und Kurzatmigkeit führen und das Risiko für Komplikationen wie Frühgeburten oder niedriges Geburtsgewicht erhöhen.

Die Vorstellung, dass ein niedriger Erythrozytenwert oder eine Anämie die Schwangerschaft gefährden könnte, kann bei werdenden Müttern Sorgen auslösen. Viele Frauen fühlen sich schuldig oder ängstlich, wenn sie das Gefühl haben, dass ihr Körper dem Baby nicht genug Sauerstoff liefern kann. Es ist jedoch wichtig zu wissen, dass Anämie in der Schwangerschaft häufig ist und gut behandelt werden kann.

Wenn bei dir eine Anämie diagnostiziert wurde, sprich mit deinem Arzt über Eisenpräparate und eine eisenreiche Ernährung. Lebensmittel wie rotes Fleisch, Spinat, Linsen und Vollkornprodukte können helfen, den Eisenbedarf zu decken. Es ist auch wichtig, Vitamin C-haltige Lebensmittel zu konsumieren, da diese die Eisenaufnahme verbessern. Regelmäßige Blutuntersuchungen können sicherstellen, dass deine Erythrozytenzahl im normalen Bereich bleibt.

Etwa 15-25 % der schwangeren Frauen entwickeln eine Eisenmangelanämie. Mit der richtigen Behandlung und Ernährungsumstellung kann die Mehrheit dieser Frauen eine gesunde Schwangerschaft erleben.

Eisprung und seine Begleiter

Der Eisprung ist ein magischer Moment im Menstruationszyklus einer Frau. Er geschieht normalerweise etwa in der Mitte des Zyklus, rund 14 Tage vor dem Beginn der nächsten Menstruation. Zu diesem Zeitpunkt wird ein reifes Ei aus dem Eierstock freigesetzt, bereit, auf die Reise durch den Eileiter in Richtung Gebärmutter zu gehen. Für viele Frauen, die sich ein Kind wünschen, ist dieser Augenblick von großer Bedeutung, denn er markiert den Höhepunkt ihrer fruchtbaren Phase. Es ist, als würde der Körper mit einem sanften „Jetzt ist es Zeit!" rufen.

In dieser Zeit können einige Frauen eine Eisprungblutung erleben. Diese leichte, oft kurze Blutung kann ein aufregendes, wenn auch verwirrendes Zeichen sein. Sie ist in der Regel viel schwächer als eine normale Menstruation und kann von einem sanften Ziehen oder Krämpfen im Unterbauch begleitet werden. Wenn Sie solche Symptome bemerken, kann das ein kleiner Hinweis darauf sein, dass Ihr Körper aktiv ist und Ihnen die Möglichkeit gibt, Ihrem Kinderwunsch näher zu kommen.

Um den Eisprung genau zu bestimmen, ist ein Eisprungkalender ein hilfreiches Werkzeug. Dieser Kalender hilft Ihnen, Ihren Menstruationszyklus über mehrere Monate zu verfolgen und Ihre fruchtbarsten Tage zu identifizieren. Es ist eine einfache, aber wirkungsvolle Methode, um den Überblick über Ihren Zyklus zu behalten und das Timing für den Geschlechtsverkehr optimal zu planen. Viele Frauen finden es hilfreich, diese Informationen aufzuschreiben, um ein Gefühl der Kontrolle über ihre Fruchtbarkeit zu bekommen.

Ein Eisprungrechner kann Ihnen ebenfalls wertvolle Unterstützung bieten. Diese praktischen digitalen Helfer ermöglichen es Ihnen, Ihren Eisprung schnell zu bestimmen, indem Sie den ersten Tag Ihrer letzten Menstruation und die durchschnittliche Zykluslänge eingeben. Mit nur wenigen Klicks wissen Sie, wann Sie die besten Chancen haben, schwanger zu werden. Es ist ein Gefühl von Erleichterung, das Wissen über Ihren Körper zu haben und Ihre fruchtbarsten Tage gezielt planen zu können.

Zusätzlich sind Eisprungtests eine hervorragende Möglichkeit, den Zeitpunkt des Eisprungs präzise zu bestimmen. Diese Tests erkennen den Anstieg des luteinisierenden Hormons (LH) im Urin, der normalerweise 24 bis 36 Stunden vor dem Eisprung auftritt. Ein positiver Test kann ein aufregender Moment sein – ein Zeichen dafür, dass Ihr Körper bereit ist, den nächsten Schritt in Richtung einer Schwangerschaft zu machen. Viele Frauen empfinden es als beruhigend, auf diese Weise eine klare Rückmeldung über ihren Zyklus zu erhalten, besonders wenn der Weg zur Elternschaft mit Unsicherheiten verbunden ist.

Zusammen bilden der Eisprung, die Eisprungblutung, der Eisprungkalender, der Eisprungrechner und der Eisprungtest eine wertvolle Unterstützung auf Ihrem Weg zur Elternschaft. Diese Aspekte sind nicht nur medizinisch wichtig, sondern auch emotional von Bedeutung. Sie helfen Ihnen, Ihren Körper besser zu verstehen und die Chancen auf eine Schwangerschaft zu erhöhen. Lassen Sie sich von der faszinierenden Komplexität Ihres Körpers leiten und nutzen Sie diese wertvollen Informationen, um Ihrem Traum von einer Familie näherzukommen. Jeder Schritt auf diesem Weg ist bedeutend, und wir sind hier, um Sie zu begleiten.

Eizellaktivierung und Einnistung

Die Eizellaktivierung ist der Prozess, bei dem eine Eizelle nach der Befruchtung durch ein Spermium aktiviert wird, um die Zellteilung zu beginnen und sich zu einem Embryo zu entwickeln. Dies ist ein kritischer Schritt bei der Entstehung neuen Lebens.

Sobald das Spermium die Eizelle befruchtet hat, kommt es zur sogenannten Aktivierung der Eizelle, bei der bestimmte zelluläre Prozesse in Gang gesetzt werden, die zur Teilung der Zygote und zur Entwicklung eines Embryos führen. Wenn dieser Prozess nicht richtig funktioniert, kann es zu Problemen bei der Befruchtung oder der Embryonalentwicklung kommen, was die Chancen auf eine erfolgreiche Schwangerschaft verringert. In der assistierten Reproduktionstechnologie (ART) wird manchmal eine künstliche Eizellaktivierung verwendet, um die Erfolgsrate bei der Befruchtung zu verbessern.

Der Gedanke, dass eine Eizelle möglicherweise nicht richtig aktiviert wird, kann für Paare, die eine IVF oder andere Fruchtbarkeitsbehandlungen durchlaufen, besorgniserregend sein. Es kann frustrierend sein zu wissen, dass eine so feine, biologische Reaktion über den Erfolg oder Misserfolg einer Behandlung entscheiden kann. Wenn bei dir Probleme mit der Eizellaktivierung festgestellt werden, könnte dein Arzt verschiedene Techniken wie die künstliche Eizellaktivierung in Erwägung ziehen. Dies geschieht durch chemische oder elektrische Stimulation im Labor. Eine gesunde Lebensweise und die Vermeidung von Stress können ebenfalls dazu beitragen, die Qualität der Eizellen und die Chancen auf eine erfolgreiche Befruchtung zu verbessern.

Bei der IVF kann die künstliche Eizellaktivierung in etwa 10-20 % der Fälle angewendet werden, in denen eine schlechte Befruchtung beobachtet wurde. Studien zeigen, dass die

Erfolgsrate bei der Befruchtung durch diese Technik signifikant verbessert werden kann.

Die Einnistung, in der medizinischen Terminologie als Implantation bekannt, ist ein fundamentaler Schritt in der frühen Phase der Schwangerschaft. Sie bezeichnet den Prozess, bei dem sich die befruchtete Eizelle, die sich mittlerweile zur Blastozyste entwickelt hat, in die gut durchblutete Schleimhaut der Gebärmutter einnistet. Dieser Prozess beginnt normalerweise etwa 6 bis 10 Tage nach der Befruchtung, wenn die Blastozyste durch den Eileiter zur Gebärmutter wandert und dort nach einem geeigneten Ort sucht, um sich festzusetzen.

Die Einnistung ist nicht nur ein biologischer Vorgang, sondern auch ein entscheidender emotionaler Moment im Leben vieler Paare. In dieser Zeit wird die Hoffnung auf eine Schwangerschaft besonders spürbar, da die Einnistung oft als der Moment wahrgenommen wird, in dem sich der Traum von einem Kind konkretisiert. Die ersten Anzeichen, die Frauen in dieser Phase erleben können, sind vielfältig und umfassen:

Einnistungsblutung: Viele Frauen berichten von einer leichten, meist kurzen Blutung, die oft hellrosa oder braun erscheint. Diese Einnistungsblutung kann ein Zeichen dafür sein, dass die Blastozyste erfolgreich in die Gebärmutterschleimhaut eingedrungen ist. Es handelt sich dabei in der Regel um eine viel geringere Blutung als bei einer normalen Menstruation und kann mit einem leichten Ziehen im Unterbauch einhergehen.

Einnistungsschmerzen: Diese leichten, krampfartigen Schmerzen können ebenfalls auftreten und werden häufig als Zeichen der Einnistung interpretiert. Sie sind in der Regel mild und vorübergehend.

Die medizinischen Aspekte der Einnistung sind komplex. Sie hängt von verschiedenen Faktoren ab, darunter:

Qualität der Eizelle: Eine gesunde Eizelle ist entscheidend, da sie alle genetischen Informationen für die Entwicklung des Embryos bereitstellt.

Zahl der Chromosomen: Die Chromosomenzahl muss korrekt sein, da genetische Anomalien oft zu Einnistungsproblemen oder Fehlgeburten führen können.

Zustand der Gebärmutterschleimhaut: Die Schleimhaut muss ausreichend dick und gut durchblutet sein, um der Blastozyste ein optimales Umfeld zu bieten. Faktoren wie Hormone, Ernährung und allgemeine Gesundheit spielen hier eine wichtige Rolle.

Hormonelle Unterstützung: Hormone wie Progesteron sind entscheidend für die Vorbereitung der Gebärmutterschleimhaut auf die Einnistung. Eine unzureichende Hormonproduktion kann die Einnistung erschweren.

Für Paare, die sich sehnlichst ein Kind wünschen, kann die Zeit der Einnistung sowohl von Vorfreude als auch von Unsicherheit geprägt sein. Der Gedanke, dass die Einnistung möglicherweise nicht erfolgreich sein könnte, kann emotional belastend sein. Einige Frauen erleben in dieser Phase eine Flut von Emotionen – von Hoffnung und Freude bis hin zu Angst und Traurigkeit.

Die Einnistung ist mehr als ein biologischer Vorgang; sie symbolisiert den ersten Schritt in einer neuen Lebensphase. Sie ist der Moment, in dem die Träume von Elternschaft greifbar werden. Für viele ist dies ein kritischer

Punkt, der über den Verlauf ihrer Reise zur Familie entscheidet.

Eizellreifung

Die Eizellreifung ist der Prozess, bei dem eine unreife Eizelle (Oozyte) im Eierstock heranreift und für den Eisprung und die Befruchtung vorbereitet wird. Dieser Prozess wird durch hormonelle Signale gesteuert, insbesondere durch das follikelstimulierende Hormon (FSH).

Jeden Monat reift in einem der Eierstöcke eine Eizelle heran und wird für den Eisprung vorbereitet. Dieser Prozess dauert etwa 14 Tage und wird durch FSH gesteuert, das die Follikel im Eierstock zur Reifung anregt. Sobald die Eizelle reif ist, wird sie durch den Eisprung freigesetzt und kann von einem Spermium befruchtet werden. Probleme bei der Eizellreifung, wie sie bei polyzystischem Ovarialsyndrom (PCOS) oder hormonellen Störungen auftreten, können die Fruchtbarkeit beeinträchtigen.

Für Frauen mit hormonellen Störungen oder Zyklusproblemen kann die Vorstellung, dass die Eizellen nicht richtig reifen, frustrierend sein. Der Prozess der Eizellreifung ist entscheidend für eine erfolgreiche Schwangerschaft, und das Gefühl, dass der eigene Körper diesen Prozess nicht richtig unterstützt, kann zu Unsicherheit und Stress führen.

Wenn bei dir Probleme mit der Eizellreifung diagnostiziert wurden, könnte dein Arzt Fruchtbarkeitsmedikamente wie Clomifen oder Gonadotropine verschreiben, um den Eisprung auszulösen. Eine gesunde Ernährung und die Reduzierung von Stress können ebenfalls die hormonelle

Balance unterstützen und die Eizellreifung fördern. Regelmäßige Ultraschalluntersuchungen können dabei helfen, den Reifegrad der Eizellen zu überwachen.
Bei Frauen, die Fruchtbarkeitsmedikamente zur Unterstützung der Eizellreifung einnehmen, liegt die Erfolgsrate für einen Eisprung bei etwa 70-85 %. Viele Frauen, die solche Behandlungen durchführen, haben innerhalb weniger Monate eine erfolgreiche Schwangerschaft.

Eizellreserve (Ovarielle Reserve)

Die Eizellreserve bezeichnet die Anzahl und Qualität der Eizellen, die noch in den Eierstöcken einer Frau vorhanden sind. Diese Reserve nimmt mit dem Alter ab, was die Fruchtbarkeit und die Chancen auf eine natürliche Empfängnis beeinflusst.

Frauen werden mit einer festen Anzahl von Eizellen geboren, die im Laufe ihres Lebens kontinuierlich abnimmt. Die Eizellreserve ist ein wichtiger Indikator für die Fruchtbarkeit und kann durch Tests wie die Anti-Müller-Hormon-Messung (AMH) oder die Antralfollikelzählung bestimmt werden. Eine niedrige Eizellreserve bedeutet, dass die Anzahl der verbleibenden Eizellen gering ist und die Qualität dieser Eizellen möglicherweise beeinträchtigt ist, was die Wahrscheinlichkeit einer Schwangerschaft verringern kann.

Für viele Frauen kann die Nachricht von einer niedrigen Eizellreserve emotional belastend sein, insbesondere wenn sie einen Kinderwunsch haben. Die Vorstellung, dass die Zeit knapp wird, um schwanger zu werden, kann zu Ängsten und Stress führen. Gleichzeitig kann die Eizellreserve als ein greifbares Maß für die Fruchtbarkeit empfunden werden, was den Druck erhöht, schnell zu handeln.

Wenn bei dir eine niedrige Eizellreserve diagnostiziert wird, solltest du mit einem Fruchtbarkeitsspezialisten über deine Optionen sprechen. In-vitro-Fertilisation (IVF) oder die Eizellspende könnten mögliche Wege sein, um deine Chancen auf eine Schwangerschaft zu erhöhen. Es ist auch wichtig, auf eine gesunde Lebensweise zu achten, um die verbleibende Eizellqualität so gut wie möglich zu erhalten.

Die Eizellreserve nimmt bei den meisten Frauen nach dem 35. Lebensjahr rapide ab. Bei Frauen mit niedriger Eizellreserve können Fruchtbarkeitsbehandlungen wie IVF dennoch in etwa 30-40 % der Fälle erfolgreich sein, abhängig vom Alter und der allgemeinen Gesundheit.

Embryonalentwicklung nach IVF

Die Embryonalentwicklung nach der In-vitro-Fertilisation (IVF) ist der Prozess, bei dem sich der Embryo im Labor aus einer befruchteten Eizelle entwickelt, bevor er in die Gebärmutter der Frau transferiert wird. Dieser Prozess wird genau überwacht, um die besten Embryonen für den Transfer auszuwählen.

Nach der Befruchtung im Labor beginnt der Embryo sich zu teilen und durchläuft verschiedene Entwicklungsstadien, darunter das Zwei-Zell-Stadium, das Vier-Zell-Stadium und schließlich das Blastozystenstadium. Die Entwicklung des Embryos wird in der Regel für drei bis fünf Tage im Labor überwacht, bevor der Transfer in die Gebärmutter erfolgt. In einigen Fällen werden die Embryonen auch eingefroren

(Kryokonservierung), um sie zu einem späteren Zeitpunkt zu verwenden.

Für Paare, die eine IVF durchlaufen, kann die Überwachung der Embryonalentwicklung im Labor sowohl aufregend als auch nervenaufreibend sein. Die Vorstellung, dass das Schicksal der Schwangerschaft von der Entwicklung der Embryonen im Labor abhängt, kann Stress auslösen. Gleichzeitig kann die Kontrolle und Auswahl der besten Embryonen Hoffnung auf eine erfolgreiche Schwangerschaft geben.

Wenn du eine IVF-Behandlung durchläufst, ist es wichtig, eng mit deinem Arzt zusammenzuarbeiten und dich über den Stand der Embryonalentwicklung zu informieren. Der Arzt wird dich über die Qualität der Embryonen und den optimalen Zeitpunkt für den Transfer beraten. Es ist auch hilfreich, emotional vorbereitet zu sein und Unterstützung zu suchen, da der IVF-Prozess körperlich und psychisch anspruchsvoll sein kann.

Die Erfolgsrate der IVF hängt stark vom Alter der Frau und der Qualität der Embryonen ab. Bei Frauen unter 35 Jahren liegt die Schwangerschaftsrate nach dem Embryotransfer bei etwa 40-50 %. Mit fortschreitendem Alter sinkt die Erfolgsrate, aber fortschrittliche Techniken wie die Blastozystenkultur können die Chancen verbessern.

Embryonenspende

Die Embryonenspende ist eine Option für Paare, die unfruchtbar sind oder bei denen andere Fruchtbarkeitsbehandlungen nicht erfolgreich waren. Dabei wird ein eingefrorener Embryo, der von einem anderen Paar gespendet wurde, in die Gebärmutter der Frau eingesetzt.

Embryonenspende erfolgt in der Regel, wenn ein Paar nach einer IVF-Behandlung verbleibende Embryonen hat, die sie nicht mehr benötigen. Diese Embryonen können dann anderen Paaren zur Verfügung gestellt werden, die Schwierigkeiten haben, eigene Embryonen zu produzieren. Der gespendete Embryo wird in die Gebärmutter der Empfängerin transferiert, und wenn die Einnistung erfolgreich ist, kann eine Schwangerschaft entstehen.

Die Entscheidung für eine Embryonenspende kann emotional sehr herausfordernd sein. Paare, die sich für diese Option entscheiden, könnten Unsicherheiten über die genetische Herkunft des Kindes haben und möglicherweise Sorgen über die Beziehung zum Kind in der Zukunft empfinden. Gleichzeitig kann die Möglichkeit, durch Embryonenspende eine Familie zu gründen, eine große Erleichterung und Hoffnung sein.

Wenn du eine Embryonenspende in Erwägung ziehst, ist es wichtig, dich umfassend über die rechtlichen und medizinischen Aspekte zu informieren. Eine genetische Beratung kann helfen, offene Fragen zu klären. Auch psychologische Unterstützung kann hilfreich sein, um die emotionalen Herausforderungen dieses Prozesses zu bewältigen und sich auf die Elternschaft vorzubereiten.

Die Erfolgsrate der Embryonenspende hängt von der Qualität des Embryos und der Empfängerin ab. In vielen Fällen liegt die Schwangerschaftsrate nach Embryonenspende bei etwa 30-40 %. Viele Paare, die sich für eine Embryonenspende entscheiden, berichten von positiven Erfahrungen und einer erfolgreichen Schwangerschaft.

Embryotox

Embryotox ist eine Online-Datenbank, die von der Berliner Charité betrieben wird und Informationen über die Verträglichkeit von Medikamenten in der Schwangerschaft und Stillzeit bereitstellt. Sie dient werdenden Müttern und Ärzten als wichtige Quelle für die Einschätzung der Risiken von Arzneimitteln während der Schwangerschaft.

Embryotox bewertet wissenschaftlich fundiert die möglichen Auswirkungen von Medikamenten auf das ungeborene Kind oder den gestillten Säugling. Diese Informationen helfen Ärzten und schwangeren Frauen dabei, fundierte Entscheidungen zu treffen, wenn während der Schwangerschaft oder Stillzeit eine medikamentöse Behandlung erforderlich ist. Es ist besonders wichtig, mögliche teratogene (missbildungsauslösende) Wirkungen zu kennen, um Risiken für das Baby zu vermeiden.

Viele schwangere Frauen haben Angst, dass die Einnahme von Medikamenten während der Schwangerschaft ihrem Kind schaden könnte. Embryotox bietet ihnen wertvolle Sicherheit, da sie verlässliche Informationen zu den Risiken und Vorteilen von Medikamenten erhalten. Das Wissen, dass es sichere Optionen gibt, kann Ängste lindern und das Gefühl der Kontrolle über die eigene Gesundheit stärken.

Wenn du während der Schwangerschaft oder Stillzeit Medikamente einnehmen musst, kannst du auf der Website von Embryotox nach Informationen suchen oder deinen Arzt darauf ansprechen. Es ist wichtig, die Einnahme von

Medikamenten nie ohne Rücksprache mit einem Arzt zu beenden oder zu ändern, da viele Medikamente sicher in der Schwangerschaft angewendet werden können.

Embryotox ist eine vertrauenswürdige Quelle, die von vielen Frauen und Ärzten genutzt wird. Die Datenbank basiert auf über 25 Jahren Forschung und wird regelmäßig aktualisiert, um auf dem neuesten Stand zu bleiben.

Endokrinologe

Ein Endokrinologe ist ein Arzt, der sich auf die Diagnose und Behandlung von Störungen des Hormonsystems spezialisiert hat. Bei Fruchtbarkeitsproblemen spielen Endokrinologen eine Schlüsselrolle, da viele Formen der Unfruchtbarkeit hormonelle Ursachen haben.

Endokrinologen diagnostizieren und behandeln Erkrankungen, die die Hormonproduktion beeinflussen, wie Schilddrüsenerkrankungen, Diabetes, polyzystisches Ovarialsyndrom (PCOS) und Hormonstörungen, die den Menstruationszyklus oder die Spermienproduktion stören. Sie führen oft detaillierte Hormonuntersuchungen durch, um die Ursache für Fruchtbarkeitsprobleme zu identifizieren und behandeln diese durch Medikamente, Hormontherapien oder in Zusammenarbeit mit Fruchtbarkeitsspezialisten.

Die Vorstellung, dass hormonelle Störungen für Schwierigkeiten bei der Empfängnis verantwortlich sind, kann für viele Paare emotional belastend sein. Gleichzeitig kann die Zusammenarbeit mit einem Endokrinologen Hoffnung bringen, da viele hormonelle Ungleichgewichte gut behandelbar sind. Es kann jedoch frustrierend sein, wenn mehrere Tests und Behandlungen notwendig sind, bevor eine Lösung gefunden wird.

Wenn du vermutest, dass hormonelle Störungen deine Fruchtbarkeit beeinträchtigen, sprich mit deinem Arzt über eine Überweisung an einen Endokrinologen. Dieser wird spezifische Tests durchführen und eine geeignete Behandlung vorschlagen. Auch eine gesunde Lebensweise, die Hormonausgleich fördert, kann unterstützend wirken.

Bei vielen Frauen mit hormonellen Störungen, die von Endokrinologen behandelt werden, liegt die Erfolgsrate für die Wiederherstellung der Fruchtbarkeit durch Hormontherapie bei etwa 50-70 %, abhängig von der zugrunde liegenden Erkrankung.

Endometrial Scratching

Endometrial Scratching ist ein Verfahren, das bei Paaren mit Kinderwunsch angewendet wird, um die Chancen auf eine Einnistung des Embryos zu erhöhen. Dabei wird die Gebärmutterschleimhaut leicht verletzt, um die Einnistungsfähigkeit zu verbessern.

Das Endometrial Scratching wird typischerweise im Rahmen einer In-vitro-Fertilisation (IVF) durchgeführt. Es besteht darin, die Gebärmutterschleimhaut (Endometrium) während des Zyklus vor dem Embryotransfer leicht zu verletzen, oft mithilfe eines dünnen Katheters. Die Theorie besagt, dass der Heilungsprozess nach dieser leichten Verletzung die Gebärmutterschleimhaut empfänglicher für den Embryo macht, indem er die Freisetzung von Wachstumshormonen und anderen Molekülen stimuliert, die die Einnistung unterstützen.

Für viele Frauen kann das Endometrial Scratching als Hoffnungsschimmer gesehen werden, wenn andere IVF-Versuche nicht erfolgreich waren. Gleichzeitig kann der Gedanke an ein solches Verfahren Angst oder Unbehagen auslösen. Die Vorstellung, dass eine Verletzung die Erfolgschancen verbessert, mag befremdlich wirken, doch für viele ist es ein wertvoller Schritt in Richtung eines positiven IVF-Ergebnisses.

Wenn du wiederholt erfolglose IVF-Zyklen hattest, sprich mit deinem Arzt über die Möglichkeit des Endometrial Scratching. Das Verfahren wird in der Regel gut vertragen und birgt wenige Risiken. Dein Arzt kann dich über den idealen Zeitpunkt und den Ablauf des Eingriffs informieren. Studien zeigen, dass Endometrial Scratching die Chancen auf eine erfolgreiche Einnistung bei Frauen mit wiederholtem IVF-Versagen um etwa 20-30 % erhöhen kann, obwohl die Ergebnisse von Studie zu Studie variieren.

Endometriumbiopsie

Eine Endometriumbiopsie ist ein diagnostisches Verfahren, bei dem eine kleine Gewebeprobe der Gebärmutterschleimhaut entnommen wird, um mögliche Ursachen für Unfruchtbarkeit oder wiederholte Fehlgeburten zu identifizieren.

Die Endometriumbiopsie wird oft durchgeführt, um Entzündungen oder hormonelle Ungleichgewichte in der Gebärmutterschleimhaut zu diagnostizieren. Das entnommene Gewebe wird auf Zellveränderungen untersucht, die auf Infektionen, Entzündungen oder strukturelle Anomalien hinweisen könnten. Dieses

Verfahren ist besonders hilfreich, wenn eine chronische Endometritis (eine Entzündung der Gebärmutterschleimhaut) vermutet wird, die zu Fehlgeburten oder Einnistungsproblemen führen kann.

Für Frauen, die Schwierigkeiten haben, schwanger zu werden, kann die Biopsie zusätzliche Ängste auslösen, da sie das Gefühl verstärkt, dass etwas „nicht stimmt". Gleichzeitig kann das Ergebnis der Biopsie Klarheit bringen und neue Wege für Behandlungen eröffnen. Das Warten auf die Ergebnisse kann jedoch emotional belastend sein.

Wenn dir eine Endometriumbiopsie empfohlen wird, sprich mit deinem Arzt über den genauen Ablauf des Verfahrens und was du erwarten kannst. Der Eingriff ist in der Regel wenig schmerzhaft, kann aber leichte Krämpfe verursachen. Es ist wichtig, die Ergebnisse der Biopsie zu verstehen und mögliche Behandlungsschritte zu besprechen, die deine Chancen auf eine erfolgreiche Schwangerschaft verbessern könnten.

Bei etwa 10-15 % der Frauen, die an unerklärlicher Unfruchtbarkeit oder wiederholten Fehlgeburten leiden, kann eine Endometriumbiopsie auf eine chronische Endometritis hinweisen, die gut behandelbar ist und die Chancen auf eine Schwangerschaft erhöhen kann.

Endometriumpolypen

Endometriumpolypen sind gutartige Wucherungen der Gebärmutterschleimhaut, die häufig zu unregelmäßigen Blutungen oder Fruchtbarkeitsproblemen führen. Sie können die Einnistung eines Embryos behindern und müssen manchmal chirurgisch entfernt werden.

Endometriumpolypen entstehen durch ein übermäßiges Wachstum der Gebärmutterschleimhaut. Diese gutartigen Wucherungen ragen in die Gebärmutterhöhle hinein und können, abhängig von ihrer Größe und Lage, die Fruchtbarkeit beeinträchtigen. Polypen werden oft durch Ultraschall oder eine Hysteroskopie entdeckt und können bei Symptomen oder Fruchtbarkeitsproblemen operativ entfernt werden.

Die Diagnose eines Endometriumpolypen kann Sorgen und Unsicherheiten auslösen, besonders wenn die Fruchtbarkeit betroffen ist. Frauen könnten sich Sorgen machen, ob sie nach der Entfernung des Polypen schwanger werden können. Gleichzeitig kann die Aussicht auf eine Besserung nach dem Eingriff Hoffnung geben.

Wenn bei dir ein Endometriumpolyp diagnostiziert wurde, besprich mit deinem Arzt die Möglichkeit einer Hysteroskopie zur Entfernung des Polypen. Der Eingriff ist minimalinvasiv und hat in der Regel eine kurze Erholungszeit. Nach der Entfernung normalisieren sich die Fruchtbarkeit und die Regelblutung oft schnell.

Etwa 10-25 % der Frauen im gebärfähigen Alter entwickeln Endometriumpolypen. Nach der operativen Entfernung liegt die Schwangerschaftsrate bei Frauen mit unerklärlicher Unfruchtbarkeit bei etwa 50-60 %.

Endometriumtransplantation

Die Endometriumtransplantation ist ein experimentelles Verfahren, bei dem gesundes Gebärmutterschleimhautgewebe in die Gebärmutter einer Frau transplantiert wird, um ihre Chancen auf eine

Schwangerschaft zu erhöhen. Dieses Verfahren ist noch nicht weit verbreitet und befindet sich in der Forschungsphase.

Bei Frauen, deren Gebärmutterschleimhaut beschädigt oder nicht funktionsfähig ist, könnte eine Endometriumtransplantation in Betracht gezogen werden. Diese Technik wird erforscht, um Frauen zu helfen, deren Endometrium aufgrund von Krankheiten oder Verletzungen nicht in der Lage ist, einen Embryo aufzunehmen. Ziel ist es, eine funktionsfähige Gebärmutterschleimhaut wiederherzustellen, die die Einnistung einer befruchteten Eizelle ermöglicht.

Da es sich um ein experimentelles Verfahren handelt, könnten Frauen sowohl Hoffnung als auch Unsicherheit empfinden. Der Gedanke, dass eine Transplantation ihre Chancen auf eine Schwangerschaft verbessern könnte, ist ermutigend, doch gleichzeitig könnte das Fehlen umfassender Forschung und garantierter Erfolgsaussichten Fragen und Ängste aufwerfen.

Wenn du an einer Endometriumtransplantation interessiert bist, sprich mit einem Fruchtbarkeitsspezialisten, der mit den neuesten Forschungsergebnissen vertraut ist. Es ist wichtig, die potenziellen Risiken und Vorteile zu verstehen und sich über andere, besser erforschte Behandlungsoptionen zu informieren, die ebenfalls in Frage kommen könnten.

Da die Endometriumtransplantation noch erforscht wird, gibt es keine verlässlichen Erfolgsstatistiken. Die Forschung auf diesem Gebiet schreitet jedoch voran, und es besteht Hoffnung, dass diese Technik in der Zukunft eine neue

Möglichkeit zur Behandlung von Unfruchtbarkeit darstellen könnte.

Endometriose

Endometriose ist eine chronische Erkrankung, bei der gebärmutterschleimhautähnliches Gewebe außerhalb der Gebärmutter wächst, oft auf den Eierstöcken, den Eileitern oder anderen Organen im Beckenbereich. Diese Erkrankung kann starke Schmerzen und Unfruchtbarkeit verursachen.

Endometriose tritt auf, wenn Gewebe, das der Gebärmutterschleimhaut ähnelt, außerhalb der Gebärmutter wächst. Dieses Gewebe reagiert auf den Menstruationszyklus, blutet jedoch nicht ab, was zu Entzündungen, Narbenbildung und Verwachsungen führen kann. Endometriose verursacht oft starke Menstruationsschmerzen, Schmerzen beim Geschlechtsverkehr und kann die Fruchtbarkeit beeinträchtigen, da die Eileiter oder Eierstöcke beschädigt werden können.

Frauen, die an Endometriose leiden, kämpfen oft mit chronischen Schmerzen und der Ungewissheit, ob sie schwanger werden können. Die Krankheit kann das tägliche Leben beeinträchtigen und zu emotionalem Stress, Ängsten und Depressionen führen. Auch die Behandlungsmöglichkeiten können anstrengend und langwierig sein, was zu Frustration führen kann.

Wenn bei dir Endometriose diagnostiziert wurde, gibt es verschiedene Behandlungsansätze, um die Symptome zu lindern und die Fruchtbarkeit zu verbessern. Hormontherapien können das Wachstum des

Endometriumgewebes verlangsamen, und in einigen Fällen ist eine Operation erforderlich, um verwachsenes Gewebe zu entfernen. Es ist auch wichtig, emotionale Unterstützung zu suchen, sei es durch Selbsthilfegruppen oder psychologische Beratung.

Etwa 10 % der Frauen im gebärfähigen Alter sind von Endometriose betroffen, und etwa 30-50 % dieser Frauen haben Schwierigkeiten, schwanger zu werden. Mit der richtigen Behandlung können jedoch viele Frauen mit Endometriose eine erfolgreiche Schwangerschaft erleben.

Endometriosis Fertility Index (EFI)

Der Endometriosis Fertility Index (EFI) ist ein Bewertungssystem, das verwendet wird, um die Chancen einer Frau mit Endometriose auf eine natürliche Empfängnis zu bestimmen. Der EFI basiert auf chirurgischen Befunden und anderen medizinischen Faktoren.

Der EFI wird bei Frauen angewendet, die sich einer Operation zur Behandlung von Endometriose unterzogen haben. Es bewertet die Schwere der Erkrankung basierend auf den chirurgischen Befunden, dem Alter der Frau, der Dauer ihrer Unfruchtbarkeit und anderen Faktoren. Der Index gibt eine Prognose über die Wahrscheinlichkeit, innerhalb eines bestimmten Zeitraums nach der Operation schwanger zu werden, und hilft Ärzten und Patientinnen, fundierte Entscheidungen über die weitere Fruchtbarkeitsbehandlung zu treffen.

Frauen, die eine niedrige EFI-Bewertung erhalten, könnten sich entmutigt fühlen, da die Prognose für eine natürliche

Empfängnis schlechter ist. Gleichzeitig kann der EFI helfen, realistische Erwartungen zu setzen und Entscheidungen über weitere Fruchtbarkeitsbehandlungen zu erleichtern. Für Frauen mit einer höheren EFI-Bewertung kann dies Hoffnung und Zuversicht geben, dass eine Schwangerschaft möglich ist.

Wenn du an Endometriose leidest und eine Fruchtbarkeitsbehandlung in Erwägung ziehst, besprich den EFI mit deinem Arzt. Er kann dir helfen, deine Chancen auf eine natürliche Empfängnis besser einzuschätzen und dich bei der Entscheidung über weitere Behandlungen, wie etwa IVF, unterstützen.

Studien zeigen, dass Frauen mit einem hohen EFI-Score eine gute Chance haben, innerhalb von 1-3 Jahren nach einer Endometrioseoperation auf natürliche Weise schwanger zu werden. Der EFI ist ein wertvolles Instrument, um den individuellen Fruchtbarkeitsverlauf besser zu verstehen.

Endometritis

Endometritis ist eine Entzündung der Gebärmutterschleimhaut, die häufig durch eine Infektion verursacht wird. Sie kann zu Unfruchtbarkeit, wiederholten Fehlgeburten und anderen Komplikationen führen, wenn sie nicht rechtzeitig behandelt wird.

Endometritis tritt auf, wenn Bakterien in die Gebärmutter gelangen und eine Entzündung der Gebärmutterschleimhaut verursachen. Diese Entzündung kann durch sexuell übertragbare Infektionen, unzureichende Hygiene bei gynäkologischen Eingriffen oder nach einer Geburt entstehen. Typische Symptome sind Schmerzen im Unterbauch, Fieber, abnormaler Ausfluss und unregelmäßige Blutungen. Eine chronische Endometritis kann die Einnistung eines Embryos stören und zu Fruchtbarkeitsproblemen führen.

Die Diagnose einer Endometritis kann besonders für Frauen mit Kinderwunsch beunruhigend sein, da die Erkrankung die Fruchtbarkeit gefährden kann. Die Vorstellung, dass eine Infektion die Schwangerschaftschancen beeinträchtigen könnte, kann Ängste und Unsicherheiten auslösen. Gleichzeitig kann eine erfolgreiche Behandlung Hoffnung auf eine Verbesserung der Fruchtbarkeit geben.

Wenn bei dir Endometritis diagnostiziert wurde, wird dein Arzt wahrscheinlich eine Antibiotikabehandlung verordnen, um die Infektion zu bekämpfen. Eine schnelle Behandlung ist entscheidend, um Komplikationen zu vermeiden. In einigen Fällen kann eine Hysteroskopie erforderlich sein, um Gewebeproben zu entnehmen und die Diagnose zu bestätigen. Regelmäßige gynäkologische Untersuchungen und eine gute Hygiene sind wichtig, um das Risiko von Infektionen zu minimieren.

Chronische Endometritis tritt bei etwa 10-15 % der Frauen mit unerklärlicher Unfruchtbarkeit auf. Mit einer Antibiotikabehandlung können die meisten Fälle erfolgreich behandelt werden, und die Fruchtbarkeit kann sich nach der Heilung verbessern.

Endometrium

Das Endometrium ist die Gebärmutterschleimhaut, die jeden Monat wächst und abgebaut wird, wenn keine

Schwangerschaft eintritt. Es spielt eine entscheidende Rolle bei der Einnistung des Embryos und ist daher für die Fruchtbarkeit von großer Bedeutung.

Das Endometrium ist die innere Schleimhaut der Gebärmutter, die während des Menstruationszyklus wächst, um sich auf eine mögliche Schwangerschaft vorzubereiten. Wenn keine Befruchtung stattfindet, wird die Schleimhaut während der Menstruation abgestoßen. Wenn das Endometrium jedoch nicht richtig wächst oder strukturelle Probleme aufweist, kann dies die Fruchtbarkeit beeinträchtigen und die Einnistung des Embryos verhindern.

Probleme mit dem Endometrium, wie ein dünnes Endometrium oder Endometriumzysten, können bei Frauen mit Kinderwunsch Frustration und Sorge auslösen. Die Gebärmutterschleimhaut ist entscheidend für die erfolgreiche Einnistung eines Embryos, und Schwierigkeiten in diesem Bereich können das Gefühl verstärken, dass der Körper den Kinderwunsch nicht unterstützt.

Wenn bei dir Endometriumsprobleme festgestellt wurden, gibt es verschiedene Behandlungsansätze, um das Wachstum der Gebärmutterschleimhaut zu unterstützen. Hormonelle Behandlungen wie Östrogentherapien oder Blutverdünner können helfen, die Dicke des Endometriums zu erhöhen und die Einnistungschancen zu verbessern. Regelmäßige Ultraschalluntersuchungen und medizinische Kontrollen sind wichtig, um den Zustand des Endometriums zu überwachen.

Ein dünnes Endometrium tritt bei etwa 5-10 % der Frauen auf, die eine IVF-Behandlung durchlaufen. Mit der richtigen medizinischen Unterstützung und Behandlung kann die Gebärmutterschleimhaut jedoch in vielen Fällen auf eine ausreichende Dicke anwachsen, um eine erfolgreiche Einnistung zu ermöglichen.

Endometriumablation

Die Endometriumablation ist ein medizinischer Eingriff, bei dem die Gebärmutterschleimhaut dauerhaft entfernt oder zerstört wird, um starke oder unregelmäßige Menstruationsblutungen zu behandeln. Dieser Eingriff wird bei Frauen durchgeführt, die ihre Familienplanung abgeschlossen haben, da danach keine Schwangerschaft mehr möglich ist.

Bei der Endometriumablation werden verschiedene Methoden angewendet, um das Endometrium zu entfernen oder zu zerstören, darunter Lasertherapie, Wärme oder elektrische Energie. Der Eingriff zielt darauf ab, die Menstruationsblutungen zu verringern oder ganz zu stoppen. Da die Schleimhaut nach dem Eingriff nicht mehr nachwächst, wird es schwierig bis unmöglich, schwanger zu werden, weshalb dieser Eingriff nur bei Frauen durchgeführt wird, die keinen Kinderwunsch mehr haben.

Für Frauen, die unter starken Blutungen leiden, kann die Endometriumablation eine Erleichterung bieten. Gleichzeitig kann die Entscheidung, sich für einen endgültigen Eingriff zu entscheiden, schwerfallen, insbesondere wenn es Zweifel über den abgeschlossenen Kinderwunsch gibt. Es kann emotional belastend sein, den Verlust der Fruchtbarkeit zu akzeptieren, selbst wenn dies durch die Notwendigkeit des Eingriffs motiviert ist.

Wenn du unter starken Menstruationsblutungen leidest und keine Kinder mehr haben möchtest, kannst du die Endometriumablation mit deinem Arzt besprechen. Dieser Eingriff bietet eine dauerhafte Lösung für Blutungsprobleme, ist jedoch irreversibel. Es ist wichtig, die Entscheidung gründlich zu überdenken und sicherzustellen, dass keine weiteren Kinderwünsche bestehen.

Die Endometriumablation reduziert die Menstruationsblutungen bei etwa 90 % der Frauen erheblich. Bei etwa 40-50 % der Frauen bleibt die Menstruation nach dem Eingriff vollständig aus.

Endometriumkarzinom

Das Endometriumkarzinom, auch Gebärmutterkrebs genannt, ist eine bösartige Tumorerkrankung, die von der Gebärmutterschleimhaut (Endometrium) ausgeht. Es ist die häufigste Form von Gebärmutterkrebs und tritt häufig nach den Wechseljahren auf.

Das Endometriumkarzinom entsteht, wenn Zellen in der Gebärmutterschleimhaut mutieren und unkontrolliert wachsen. Zu den Risikofaktoren gehören ein fortgeschrittenes Alter, Übergewicht, Diabetes, Hormontherapien und ein unregelmäßiger Menstruationszyklus. Zu den Symptomen zählen ungewöhnliche vaginale Blutungen, Schmerzen im Unterleib und Gewichtsverlust. In den meisten Fällen wird der Krebs in einem frühen Stadium diagnostiziert und kann durch eine Operation (Hysterektomie) behandelt werden.

Die Diagnose Krebs kann überwältigend und angstauslösend sein. Viele Frauen fühlen sich mit der Aussicht auf eine Hysterektomie, die den Verlust der Gebärmutter bedeutet, besonders emotional belastet. Auch die Ungewissheit über den Krankheitsverlauf und die Behandlung kann zu erheblichen Ängsten führen.

Wenn bei dir ein Endometriumkarzinom diagnostiziert wurde, ist es wichtig, mit deinem Arzt über alle Behandlungsmöglichkeiten zu sprechen. In den meisten Fällen wird eine Operation empfohlen, aber auch Strahlentherapie oder Chemotherapie können notwendig sein. Es ist ratsam, auch eine psychologische Unterstützung in Anspruch zu nehmen, um mit den emotionalen Auswirkungen der Diagnose umzugehen.

Endometriumkarzinome werden oft in einem frühen Stadium diagnostiziert, wenn sie gut behandelbar sind. Die Überlebensrate bei frühzeitiger Diagnose liegt bei etwa 90 %. Bei fortgeschrittenen Stadien sinkt die Überlebensrate auf etwa 20-25 %.

Endometriumspiegelung (Hysteroskopie)

Die Hysteroskopie, auch Endometriumspiegelung genannt, ist ein minimalinvasives Verfahren, bei dem ein dünner Schlauch mit einer Kamera durch den Gebärmutterhals in die Gebärmutter eingeführt wird, um die Gebärmutterschleimhaut zu untersuchen. Dieses Verfahren wird zur Diagnose von Fruchtbarkeitsproblemen, unregelmäßigen Blutungen oder Fehlbildungen der Gebärmutter eingesetzt.

Die Hysteroskopie ermöglicht es dem Arzt, das Innere der Gebärmutter direkt zu betrachten und eventuelle Anomalien wie Polypen, Myome oder Verwachsungen zu erkennen. Sie wird oft bei Frauen mit unerklärlicher Unfruchtbarkeit oder wiederholten Fehlgeburten durchgeführt. Neben der Diagnose kann die Hysteroskopie auch therapeutisch eingesetzt werden, um kleinere chirurgische Eingriffe wie die Entfernung von Polypen oder die Lösung von Verwachsungen vorzunehmen.

Für viele Frauen ist die Vorstellung, dass ein invasives Verfahren notwendig ist, um die Gebärmutter zu untersuchen, mit Ängsten verbunden. Die Aussicht, dass die Hysteroskopie jedoch Klarheit und möglicherweise eine Lösung für Fruchtbarkeitsprobleme bieten könnte, kann Hoffnung und Erleichterung bringen.

Wenn dir eine Hysteroskopie empfohlen wird, sprich mit deinem Arzt über den genauen Ablauf des Verfahrens und die möglichen Risiken. Der Eingriff ist minimalinvasiv und wird oft ambulant durchgeführt. Die Erholungszeit ist in der Regel kurz, und die meisten Frauen können am selben Tag wieder nach Hause gehen.

Die Hysteroskopie ist ein sicheres und effektives Verfahren, das in etwa 60-80 % der Fälle zur Diagnose oder Behandlung von Fruchtbarkeitsproblemen führt. Viele Frauen berichten nach der Behandlung von Verbesserungen ihrer Fruchtbarkeit.

Endometriosezysten

Endometriosezysten, auch als Schokoladenzysten bezeichnet, sind mit altem Blut gefüllte Zysten, die sich bei

Frauen mit Endometriose an den Eierstöcken bilden können. Sie können Schmerzen verursachen und die Fruchtbarkeit beeinträchtigen.

Endometriosezysten entstehen, wenn Endometriumgewebe außerhalb der Gebärmutter, insbesondere auf den Eierstöcken, wächst und Blutansammlungen bildet. Dieses Blut wird während des Menstruationszyklus nicht abgebaut, sondern sammelt sich an und führt zur Bildung von Zysten. Diese Zysten können die normale Funktion der Eierstöcke stören und die Fruchtbarkeit verringern, da sie die Eizellreifung und den Eisprung behindern.

Die Diagnose von Endometriosezysten kann besonders für Frauen mit Kinderwunsch frustrierend sein. Die Schmerzen und die Ungewissheit über die Auswirkungen auf die Fruchtbarkeit können emotional belastend sein. Gleichzeitig kann die Aussicht auf eine Behandlung oder Operation, die die Zysten entfernt, Hoffnung auf eine Verbesserung der Fruchtbarkeit geben.

Wenn bei dir Endometriosezysten diagnostiziert wurden, kann eine Operation zur Entfernung der Zysten in Betracht gezogen werden. Sprich mit deinem Arzt über die besten Behandlungsmöglichkeiten. In einigen Fällen können Hormontherapien helfen, das Wachstum der Zysten zu kontrollieren. Es ist auch wichtig, regelmäßige Kontrollen durchzuführen, um den Zustand der Zysten zu überwachen.

Etwa 20-40 % der Frauen mit Endometriose entwickeln Endometriosezysten. Die chirurgische Entfernung dieser Zysten kann die Fruchtbarkeit verbessern, wobei die Erfolgsraten je nach Schwere der Endometriose variieren.

Epiduralanästhesie (Periduralanästhesie, PDA)

Die Epiduralanästhesie, auch als PDA bekannt, ist eine Form der Schmerzlinderung, die häufig während der Geburt angewendet wird. Sie blockiert die Schmerzempfindung im unteren Körperbereich und ermöglicht es der Frau, während der Wehen bei Bewusstsein zu bleiben, ohne Schmerzen zu spüren.

Bei der Epiduralanästhesie wird ein Betäubungsmittel in den Raum um das Rückenmark gespritzt. Dieser Eingriff wird von einem Anästhesisten durchgeführt und bewirkt, dass die Schmerzsignale aus dem unteren Körperbereich blockiert werden. Die Frau bleibt bei Bewusstsein und kann die Geburt aktiv miterleben, ohne die Intensität der Wehenschmerzen zu spüren. Eine PDA kann kontinuierlich oder nach Bedarf während der Geburt verabreicht werden.

Für viele Frauen bietet die PDA eine Möglichkeit, die Geburtserfahrung besser zu bewältigen, indem die Schmerzen kontrolliert werden. Manche Frauen haben jedoch Angst vor möglichen Komplikationen oder Nebenwirkungen, wie Kopfschmerzen oder einem unzureichenden Betäubungseffekt. Es ist wichtig, dass Frauen die Entscheidung für eine PDA auf fundierten Informationen und Gesprächen mit ihrem Geburtshelfer basieren.

Wenn du eine PDA in Erwägung ziehst, sprich mit deinem Arzt oder deiner Hebamme über die Vor- und Nachteile. Es ist wichtig, sich über mögliche Risiken, wie niedrigen Blutdruck oder eine längere Geburtsdauer, im Klaren zu sein. Gleichzeitig bietet die PDA vielen Frauen eine

wertvolle Schmerzlinderung während der Geburt, ohne den Geburtsprozess zu stören.
Etwa 30-50 % der Frauen in Deutschland entscheiden sich während der Geburt für eine PDA. Die meisten Frauen erleben eine effektive Schmerzlinderung, und schwerwiegende Komplikationen sind selten.

Epididymitis

Epididymitis ist eine Entzündung des Nebenhodens, die meist durch eine bakterielle Infektion verursacht wird. Diese Erkrankung kann Schmerzen, Schwellungen und Fruchtbarkeitsprobleme bei Männern verursachen, wenn sie nicht behandelt wird.

Die Nebenhoden (Epididymis) sind kleine Röhren an der Rückseite der Hoden, die Spermien speichern und transportieren. Eine Epididymitis tritt auf, wenn eine Infektion, meist durch sexuell übertragbare Bakterien wie Chlamydien oder Gonorrhö, zu einer Entzündung führt. Typische Symptome sind Schmerzen, Schwellungen und ein Gefühl von Wärme im betroffenen Hodenbereich. Unbehandelt kann Epididymitis zu Narbenbildung und einer Blockade der Samenwege führen, was die Spermienproduktion beeinträchtigen kann.

Männer mit Epididymitis können sich Sorgen um ihre Fruchtbarkeit und sexuelle Gesundheit machen. Die Schmerzen und die Möglichkeit einer langfristigen Beeinträchtigung der Fruchtbarkeit können zu Stress und Unsicherheit führen. Es ist wichtig, das Problem frühzeitig zu erkennen und zu behandeln, um Komplikationen zu vermeiden.

Wenn du Symptome einer Epididymitis bemerkst, ist es wichtig, sofort einen Arzt aufzusuchen. Die Behandlung erfolgt in der Regel durch Antibiotika, die die Infektion bekämpfen. Ruhe, das Hochlagern des Hodens und entzündungshemmende Medikamente können helfen, die Beschwerden zu lindern. Regelmäßige STI-Tests und Safer Sex können das Risiko einer erneuten Infektion verringern.

Epididymitis kann bei Männern jeden Alters auftreten, ist jedoch bei sexuell aktiven jungen Männern häufiger. Mit der richtigen Behandlung heilt die Entzündung in den meisten Fällen vollständig aus, und die Fruchtbarkeit bleibt erhalten. Unbehandelte Fälle können jedoch in etwa 20-30 % der Fälle zu bleibenden Schäden führen.

Ernährungsberatung bei Kinderwunsch

Ernährungsberatung bei Kinderwunsch ist eine spezialisierte Beratung, die darauf abzielt, die Fruchtbarkeit von Paaren durch eine ausgewogene und nährstoffreiche Ernährung zu fördern. Bestimmte Nährstoffe und Lebensgewohnheiten können die Chancen auf eine Empfängnis erhöhen.

Die richtige Ernährung spielt eine entscheidende Rolle für die Fruchtbarkeit von Männern und Frauen. Nährstoffe wie Folsäure, Zink, Omega-3-Fettsäuren und Antioxidantien unterstützen die Qualität der Eizellen und Spermien sowie die hormonelle Balance. Eine Ernährungsberatung hilft, den Körper optimal auf eine Schwangerschaft vorzubereiten, indem sie auf die Zufuhr dieser wichtigen Nährstoffe achtet und individuelle Ernährungspläne erstellt.

Viele Paare, die Schwierigkeiten haben, schwanger zu werden, fühlen sich machtlos. Ernährungsberatung bietet ihnen eine aktive Möglichkeit, ihre Chancen zu verbessern, indem sie konkrete Maßnahmen zur Verbesserung der Fruchtbarkeit ergreifen. Das Gefühl, selbst etwas tun zu können, kann ermutigend sein und das Selbstvertrauen stärken.

Wenn du deine Fruchtbarkeit durch Ernährungsumstellung verbessern möchtest, solltest du eine spezialisierte Ernährungsberatung in Anspruch nehmen. Ein Ernährungsberater kann dir helfen, einen individuellen Plan zu erstellen, der reich an fruchtbarkeitsfördernden Nährstoffen ist. Es ist auch wichtig, auf stark verarbeitete Lebensmittel und Alkohol zu verzichten und auf eine ausgewogene, gesunde Ernährung zu achten.

Studien zeigen, dass eine gesunde Ernährung die Chancen auf eine Schwangerschaft um bis zu 20-30 % verbessern kann. Eine ausgewogene Ernährung unterstützt nicht nur die Fruchtbarkeit, sondern auch die allgemeine Gesundheit und das Wohlbefinden.

Ernährungsumstellung in der Schwangerschaft

Eine Ernährungsumstellung in der Schwangerschaft ist notwendig, um sicherzustellen, dass Mutter und Kind ausreichend Nährstoffe erhalten. Bestimmte Nährstoffe wie Folsäure, Eisen, Kalzium und Omega-3-Fettsäuren sind entscheidend für die Entwicklung des Babys und das Wohlbefinden der Mutter.

Während der Schwangerschaft steigt der Nährstoffbedarf, da der Körper der Mutter die Entwicklung des Babys unterstützt. Folsäure ist besonders wichtig, um Neuralrohrdefekte zu verhindern, während Eisen die Bildung von zusätzlichen roten Blutkörperchen fördert, um die erhöhte Blutmenge zu unterstützen. Kalzium ist entscheidend für den Aufbau der Knochen und Zähne des Babys, und Omega-3-Fettsäuren tragen zur Gehirnentwicklung bei.

Für viele Frauen kann die Vorstellung, dass ihre Ernährung einen direkten Einfluss auf die Gesundheit ihres Babys hat, sowohl beruhigend als auch belastend sein. Manche Frauen fühlen sich unter Druck gesetzt, perfekt zu essen, und sorgen sich, dass sie Fehler machen könnten. Andere freuen sich über die Möglichkeit, aktiv zur Gesundheit ihres Babys beizutragen.

Achte auf eine ausgewogene Ernährung, die reich an frischen Lebensmitteln, Vollkornprodukten, magerem Eiweiß und gesunden Fetten ist. Es kann hilfreich sein, einen Ernährungsberater zu Rate zu ziehen, der dir einen individuellen Plan erstellt. Vermeide stark verarbeitete Lebensmittel, Alkohol und überschüssiges Koffein. Nahrungsergänzungsmittel wie Folsäure, Vitamin D und Omega-3-Fettsäuren können ebenfalls hilfreich sein, sollten jedoch immer mit einem Arzt abgesprochen werden. Eine gesunde Ernährung während der Schwangerschaft kann das Risiko für Komplikationen wie Gestationsdiabetes, Präeklampsie und Frühgeburten senken. Die meisten Frauen, die ihre Ernährung optimieren, berichten von einer besseren Gesundheit und einem angenehmeren Schwangerschaftsverlauf.

Erstgebärende

Eine Erstgebärende ist eine Frau, die ihr erstes Kind erwartet oder geboren hat. Für viele Frauen ist dies ein bedeutender Meilenstein, der mit neuen körperlichen und emotionalen Erfahrungen verbunden ist.

Bei Erstgebärenden dauert die Geburt häufig länger, da der Körper zum ersten Mal den Geburtsprozess durchläuft. Der Gebärmutterhals öffnet sich langsamer, und die Wehen können länger andauern. Auch Komplikationen wie ein erhöhter Bedarf an medizinischen Eingriffen oder ein Kaiserschnitt sind bei Erstgebärenden etwas häufiger als bei Frauen, die bereits geboren haben.

Für viele Frauen ist die erste Schwangerschaft mit einer Mischung aus Freude und Unsicherheit verbunden. Da alles neu ist, können Ängste vor der Geburt und vor möglichen Komplikationen entstehen. Gleichzeitig erleben viele Frauen Stolz und Freude über die bevorstehende Mutterschaft. Unterstützung von Familie, Freunden und medizinischem Fachpersonal ist besonders wichtig, um Ängste zu reduzieren und ein positives Geburtserlebnis zu fördern.

Bereite dich auf die Geburt vor, indem du Geburtsvorbereitungskurse besuchst und dich mit Hebammen oder anderen Fachkräften austauschst. Es ist hilfreich, deine Ängste und Erwartungen offen zu besprechen, um gut informiert in den Geburtsprozess zu gehen. Denke daran, dass jede Geburt einzigartig ist, und es wichtig ist, flexibel zu bleiben und auf die Unterstützung deines medizinischen Teams zu vertrauen.

Die durchschnittliche Dauer der Wehen bei Erstgebärenden beträgt etwa 12 bis 18 Stunden, aber jede Geburt ist individuell. Etwa 30 % der Erstgebärenden haben einen Kaiserschnitt, während die meisten Frauen erfolgreich vaginal gebären.

Ersatzmutter (Leihmutterschaft)

Eine Ersatzmutter, auch Leihmutter genannt, ist eine Frau, die ein Kind für eine andere Person oder ein Paar austrägt. Diese Methode wird oft bei Frauen angewendet, die aufgrund gesundheitlicher Probleme selbst keine Schwangerschaft austragen können.

Bei der Leihmutterschaft gibt es zwei Formen: Die traditionelle Leihmutterschaft, bei der die Leihmutter die genetische Mutter des Kindes ist (durch künstliche Befruchtung mit dem Sperma des Vaters oder eines Spenders), und die gestationelle Leihmutterschaft, bei der die Leihmutter nicht genetisch mit dem Kind verwandt ist. In diesem Fall wird ein Embryo, der durch IVF aus den Eizellen und Spermien der Wunscheltern entstanden ist, in die Gebärmutter der Leihmutter transferiert.

Leihmutterschaft kann sowohl für die Wunscheltern als auch für die Leihmutter eine emotionale Herausforderung sein. Für die Wunscheltern kann es schwierig sein, den Prozess aus der Hand zu geben und eine andere Frau das Kind austragen zu lassen. Für die Leihmutter kann die emotionale Bindung an das Kind, das sie trägt, eine Herausforderung darstellen. Gute Kommunikation und rechtliche Sicherheit sind entscheidend, um den Prozess für alle Beteiligten positiv zu gestalten.

Wenn du über Leihmutterschaft nachdenkst, ist es wichtig, eine fundierte Entscheidung zu treffen. Suche rechtlichen

Rat und sprich mit einem Fruchtbarkeitsspezialisten, um alle Optionen zu verstehen. Es ist auch hilfreich, eine psychologische Beratung in Anspruch zu nehmen, um die emotionalen Herausforderungen zu bewältigen. Unterstützung durch Familie und Freunde kann ebenfalls hilfreich sein.

Leihmutterschaft ist in vielen Ländern gesetzlich streng geregelt oder verboten. In Ländern, in denen sie erlaubt ist, liegt die Erfolgsrate für eine Schwangerschaft durch Leihmutterschaft bei etwa 30-40 %, abhängig von der Qualität des Embryos und der Gesundheit der Leihmutter.

Ersttrimester-Screening

Das Ersttrimester-Screening ist eine Untersuchung, die zwischen der 11. und 14. Schwangerschaftswoche durchgeführt wird, um das Risiko für genetische Erkrankungen wie das Down-Syndrom (Trisomie 21) abzuschätzen. Es besteht aus einer Ultraschalluntersuchung und einer Blutuntersuchung.

Das Ersttrimester-Screening kombiniert die Messung der Nackentransparenz des Fötus (eine Flüssigkeitsansammlung im Nackenbereich) mit der Bestimmung bestimmter Hormone im Blut der Mutter. Eine verdickte Nackentransparenz oder abnormale Hormonwerte können auf ein erhöhtes Risiko für Chromosomenanomalien wie Trisomie 21 hindeuten. Diese Untersuchung ist jedoch kein Diagnosetest, sondern gibt eine Risikoeinschätzung, die gegebenenfalls durch weiterführende Untersuchungen wie eine

Fruchtwasseruntersuchung (Amniozentese) bestätigt werden muss.

Das Ersttrimester-Screening kann bei werdenden Eltern sowohl Freude als auch Sorge auslösen. Während viele Eltern nach der Untersuchung beruhigt sind, wenn das Risiko für eine genetische Erkrankung niedrig ist, können Eltern mit einem erhöhten Risiko besorgt und ängstlich auf die nächsten Schritte blicken. Das Warten auf die Ergebnisse und die Aussicht auf weiterführende Tests können emotional belastend sein.

Wenn du das Ersttrimester-Screening in Erwägung ziehst, besprich die Vor- und Nachteile mit deinem Arzt. Es ist wichtig, die möglichen Konsequenzen der Ergebnisse zu verstehen und sich emotional auf die verschiedenen Optionen vorzubereiten. In manchen Fällen kann es sinnvoll sein, eine genetische Beratung in Anspruch zu nehmen, um fundierte Entscheidungen treffen zu können.

Das Ersttrimester-Screening erkennt etwa 85-90 % der Fälle von Trisomie 21. Es handelt sich um eine nicht-invasive Untersuchung, die für Mutter und Kind keine Risiken birgt. Viele Eltern entscheiden sich nach einem auffälligen Screening für weiterführende Tests, um eine klare Diagnose zu erhalten.

Essstörungen und Fruchtbarkeit

Essstörungen wie Anorexie (Magersucht) oder Bulimie können die Fruchtbarkeit beeinträchtigen, da sie den Hormonhaushalt stören und den Menstruationszyklus unterbrechen. Essstörungen können auch während der Schwangerschaft zu Komplikationen führen.

Essstörungen führen oft zu einem niedrigen Körperfettanteil, der notwendig ist, um Östrogen zu produzieren und den Menstruationszyklus zu regulieren. Bei Anorexie kommt es häufig zur Amenorrhoe (dem Ausbleiben der Periode), und bei Bulimie können hormonelle Schwankungen und Nährstoffmängel auftreten, die die Fruchtbarkeit beeinträchtigen. Essstörungen können auch das Risiko für Fehlgeburten, Frühgeburten und niedriges Geburtsgewicht erhöhen, da das Baby während der Schwangerschaft möglicherweise nicht ausreichend mit Nährstoffen versorgt wird.

Frauen mit Essstörungen kämpfen oft mit tief verwurzelten Ängsten und Selbstzweifeln, die ihre Fruchtbarkeit beeinträchtigen können. Der Wunsch, Mutter zu werden, kann ein wichtiger Anreiz zur Genesung sein, doch die Herausforderungen, die mit der Heilung von einer Essstörung einhergehen, sind oft emotional anstrengend. Schuldgefühle über die Auswirkungen der Essstörung auf den Kinderwunsch können zusätzliche Belastungen schaffen. Wenn du eine Essstörung hast und schwanger werden möchtest, ist es wichtig, professionelle Hilfe in Anspruch zu nehmen. Eine Therapie, Ernährungsberatung und medizinische Unterstützung können dir helfen, ein gesundes Körpergewicht zu erreichen und deinen Hormonhaushalt zu stabilisieren. Die Heilung von einer Essstörung erfordert Zeit und Geduld, aber sie ist möglich und kann dir helfen, eine gesunde Schwangerschaft zu erleben. Frauen mit Essstörungen haben ein doppelt so hohes Risiko für Unfruchtbarkeit wie Frauen ohne Essstörungen. Mit der richtigen Behandlung können jedoch viele Frauen ihre Fruchtbarkeit wiederherstellen und eine gesunde Schwangerschaft erleben.

Erschöpfung und Schwangerschaft

Erschöpfung ist ein häufiges Symptom in der Schwangerschaft, besonders im ersten und dritten Trimester. Sie wird durch hormonelle Veränderungen, den erhöhten Energiebedarf und die körperlichen Belastungen der Schwangerschaft verursacht.

Während der Schwangerschaft erhöht sich der Progesteronspiegel, was Müdigkeit und Schläfrigkeit verursachen kann. Im dritten Trimester trägt das zunehmende Gewicht des Babys zu körperlicher Erschöpfung bei, da der Körper der Mutter mehr Energie für die Versorgung des Kindes aufbringen muss. Außerdem wird der Schlaf oft durch häufiges Wasserlassen oder Schlafstörungen unterbrochen. Ein Eisenmangel kann ebenfalls zu Müdigkeit führen und sollte ärztlich abgeklärt werden. Viele Frauen empfinden die Erschöpfung während der Schwangerschaft als frustrierend, besonders wenn sie weiterhin arbeiten oder sich um andere Kinder kümmern müssen. Das Gefühl, den ganzen Tag über müde zu sein, kann das Wohlbefinden beeinträchtigen. Es ist jedoch wichtig, sich daran zu erinnern, dass Erschöpfung ein normales Symptom der Schwangerschaft ist und nichts mit einem Versagen des Körpers zu tun hat.

Plane regelmäßige Ruhepausen ein und achte darauf, ausreichend Schlaf zu bekommen. Eine gesunde Ernährung mit reichlich Eisen und Flüssigkeit kann dein Energieniveau unterstützen. Leichte Bewegung, wie Spaziergänge oder Yoga, kann helfen, Erschöpfung zu lindern und deine Stimmung zu verbessern. Wenn du dich extrem müde fühlst oder andere Symptome wie Schwindel oder Atemnot bemerkst, solltest du deinen Arzt aufsuchen, um eine Anämie auszuschließen.

Etwa 70 % der Frauen berichten im ersten Trimester von starker Müdigkeit. Die meisten Frauen erleben nach dem ersten Trimester eine Besserung, obwohl die Erschöpfung im dritten Trimester oft wieder zunimmt.

Endokrinologie und Fruchtbarkeit

Die Endokrinologie ist das medizinische Fachgebiet, das sich mit Hormonen und deren Wirkungen im Körper beschäftigt. Bei Fruchtbarkeitsproblemen spielen endokrine Störungen eine Schlüsselrolle, da Hormone den Menstruationszyklus und die Spermienproduktion regulieren.

Viele Formen der Unfruchtbarkeit haben hormonelle Ursachen. Endokrinologen diagnostizieren und behandeln Störungen wie polyzystisches Ovarialsyndrom (PCOS), Schilddrüsenerkrankungen, Hormonmangel oder Hormonüberschuss. Diese Störungen können den Menstruationszyklus, den Eisprung und die Spermienproduktion stören. Die Behandlung erfolgt in der Regel durch Hormontherapien, die darauf abzielen, das hormonelle Gleichgewicht wiederherzustellen und die Fruchtbarkeit zu verbessern.

Die Diagnose einer hormonellen Störung kann für Paare, die einen Kinderwunsch haben, eine Erleichterung sein, da sie

Klarheit über die Ursache ihrer Probleme bringt. Gleichzeitig kann die Aussicht auf langwierige Hormontherapien emotional belastend sein, insbesondere wenn die Behandlung nicht sofort Erfolg zeigt. Das Gefühl, dass der eigene Körper "nicht richtig funktioniert", kann auch das Selbstbild beeinträchtigen.

Wenn bei dir eine hormonelle Störung diagnostiziert wurde, sprich mit einem Endokrinologen über die besten Behandlungsmöglichkeiten. Oft kann eine Hormontherapie den Menstruationszyklus oder die Spermienproduktion stabilisieren und die Chancen auf eine Schwangerschaft erhöhen. Es ist auch wichtig, Geduld zu haben, da hormonelle Behandlungen Zeit benötigen, um Wirkung zu zeigen.

Etwa 30 % der Unfruchtbarkeitsfälle sind auf hormonelle Störungen zurückzuführen. Bei vielen Frauen und Männern, die sich einer Hormontherapie unterziehen, kann die Fruchtbarkeit in etwa 50-70 % der Fälle wiederhergestellt werden.

Fertilität

Fertilität bezeichnet die Fähigkeit, Kinder zu zeugen oder zu empfangen. Es beschreibt die Fruchtbarkeit von Männern und Frauen und ist abhängig von verschiedenen Faktoren wie dem Alter, der Gesundheit und den Lebensgewohnheiten.

Die Fruchtbarkeit hängt von verschiedenen biologischen Faktoren ab. Bei Frauen spielt der regelmäßige Eisprung und die Gesundheit der Eizellen eine Rolle, während bei Männern die Spermienproduktion und -qualität entscheidend sind. Hormonelle Störungen, Krankheiten oder Umwelteinflüsse können die Fertilität beeinträchtigen. Mit zunehmendem Alter nimmt die Fruchtbarkeit sowohl bei Frauen als auch bei Männern ab.

Für Paare, die sich ein Kind wünschen, kann das Thema Fertilität sehr emotional sein. Der Druck, fruchtbar zu sein, und die Angst, möglicherweise unfruchtbar zu sein, können zu Stress und Frustration führen. Es ist oft hilfreich, sich medizinisch beraten zu lassen, um zu verstehen, welche Schritte unternommen werden können, um die Chancen auf eine Schwangerschaft zu erhöhen.

Wenn du dir Sorgen um deine Fruchtbarkeit machst, solltest du mit deinem Arzt über Fruchtbarkeitstests sprechen. Es gibt viele Faktoren, die beeinflusst werden können, darunter der Lebensstil, die Ernährung und die Behandlung von medizinischen Problemen wie Hormonstörungen. Fruchtbarkeitsbehandlungen wie In-vitro-Fertilisation (IVF) können bei Bedarf eine Option sein.

Bei Paaren unter 35 Jahren wird etwa 85 % der Frauen innerhalb eines Jahres schwanger. Nach dem 35. Lebensjahr nimmt die Fruchtbarkeit ab, und die Erfolgsrate sinkt auf etwa 70 %. Moderne Fruchtbarkeitsbehandlungen bieten jedoch vielen Paaren Hoffnung auf eine Schwangerschaft, selbst bei Fruchtbarkeitsproblemen.

Fertilitätserhalt

Der Fertilitätserhalt umfasst medizinische Maßnahmen, die darauf abzielen, die Fruchtbarkeit zu bewahren, zum Beispiel vor einer Krebstherapie oder aufgrund des Alters. Dazu gehören das Einfrieren von Eizellen oder Spermien.

Ein Fertilitätserhalt kann für Frauen und Männer in Betracht gezogen werden, die sich einer medizinischen Behandlung unterziehen müssen, die ihre Fruchtbarkeit beeinträchtigen könnte, wie zum Beispiel eine Chemotherapie oder Bestrahlung. Zu den gängigen Methoden gehört das Einfrieren von Eizellen, Spermien oder Embryonen (Kryokonservierung), um diese zu einem späteren Zeitpunkt zu verwenden. Diese Technik kann auch bei Frauen angewendet werden, die ihre Familienplanung auf später verschieben möchten, da die Fruchtbarkeit mit zunehmendem Alter abnimmt.

Die Entscheidung, den Fertilitätserhalt in Anspruch zu nehmen, kann emotional herausfordernd sein. Viele Menschen fühlen sich mit der Ungewissheit ihrer Fruchtbarkeit in der Zukunft konfrontiert und müssen sich mit der Vorstellung auseinandersetzen, dass sie möglicherweise auf assistierte Reproduktionstechniken angewiesen sind. Gleichzeitig kann die Möglichkeit, ihre Fruchtbarkeit zu bewahren, Hoffnung und Erleichterung bringen.

Wenn du aufgrund einer medizinischen Behandlung oder aus Altersgründen über den Erhalt deiner Fruchtbarkeit nachdenkst, sprich mit einem Spezialisten über deine Optionen. Das Einfrieren von Eizellen, Spermien oder Embryonen ist eine bewährte Methode, die deine Chancen auf eine zukünftige Schwangerschaft sichern kann.

Die Erfolgsrate des Fertilitätserhalts hängt stark vom Alter und der Qualität der eingefrorenen Eizellen oder Spermien ab. Bei Frauen, die ihre Eizellen vor dem 35. Lebensjahr einfrieren, liegt die Chance auf eine spätere erfolgreiche Schwangerschaft bei etwa 50-60 %. Die Kryokonservierung von Spermien ist bei vielen Männern ebenfalls erfolgreich und kann über viele Jahre hinweg verwendet werden.

Fetale Fehlbildungen

Fetale Fehlbildungen sind strukturelle oder funktionelle Anomalien, die sich während der Entwicklung des Fötus im Mutterleib bilden. Sie können genetisch bedingt sein oder durch Umweltfaktoren verursacht werden.
Fetale Fehlbildungen können durch genetische Störungen, Chromosomenanomalien, Infektionen während der Schwangerschaft oder den Kontakt mit schädlichen Substanzen wie Alkohol oder Medikamenten verursacht werden. Häufige Fehlbildungen umfassen Herzfehler, Spina bifida (offener Rücken) und Lippen-Kiefer-Gaumenspalten. Viele dieser Anomalien können durch pränatale Untersuchungen wie Ultraschall oder Fruchtwasseruntersuchungen diagnostiziert werden.
Die Diagnose einer fetalen Fehlbildung kann für werdende Eltern ein schwerer emotionaler Schlag sein. Viele Eltern fühlen sich hilflos oder machen sich Vorwürfe, obwohl sie oft keinen Einfluss auf die Entstehung der Fehlbildung hatten. Die Unsicherheit über den Verlauf der Schwangerschaft und die Zukunft des Kindes kann zu erheblichen Ängsten und Sorgen führen.
Wenn bei deinem Kind eine Fehlbildung diagnostiziert wird, ist es wichtig, frühzeitig mit einem Spezialisten zu sprechen, um alle Optionen zu verstehen. Viele Fehlbildungen können chirurgisch oder medizinisch behandelt werden, und in einigen Fällen sind Frühinterventionen nach der Geburt notwendig.

Psychologische Unterstützung und Beratung können ebenfalls hilfreich sein, um die emotionalen Belastungen zu bewältigen.

Fetale Fehlbildungen treten bei etwa 3 % aller Lebendgeburten auf. Dank moderner medizinischer Fortschritte können viele Fehlbildungen heute erfolgreich behandelt werden, was die Lebensqualität der betroffenen Kinder erheblich verbessern kann.

Fetales Alkoholsyndrom (FAS)

Das Fetale Alkoholsyndrom (FAS) ist eine schwere Entwicklungsstörung, die durch Alkoholkonsum der Mutter während der Schwangerschaft verursacht wird. Es führt zu geistigen und körperlichen Behinderungen beim Kind.

Alkohol, der während der Schwangerschaft konsumiert wird, kann die Plazenta passieren und den Fötus schädigen. Da der Körper des Fötus den Alkohol nicht abbauen kann, wirkt er direkt auf die sich entwickelnden Organe, insbesondere auf das Gehirn. Kinder mit FAS haben oft ein geringes Geburtsgewicht, Wachstumsstörungen, geistige Behinderungen, Verhaltensprobleme und charakteristische Gesichtsmerkmale wie eine flache Oberlippe und kleine Augenöffnungen.

Für Frauen, die während der Schwangerschaft Alkohol konsumiert haben, kann die Diagnose FAS bei ihrem Kind schockierend und mit Schuldgefühlen verbunden sein. Viele Eltern fühlen sich schuldig und fragen sich, ob sie das hätten verhindern können. Es ist wichtig, sich daran zu erinnern, dass Aufklärung und Prävention entscheidend sind und Unterstützung für betroffene Familien notwendig ist. Wenn du während der Schwangerschaft Alkohol konsumiert hast oder dir Sorgen machst, dass dein Kind FAS haben könnte, sprich mit einem Arzt oder einer Hebamme. Frühzeitige Interventionen wie Ergotherapie, Sprachtherapie und spezielle Bildungsangebote können Kindern mit FAS helfen, ihre Entwicklung bestmöglich zu fördern. Es ist auch wichtig, Aufklärung über die Risiken von Alkoholkonsum in der Schwangerschaft zu betreiben, um zukünftigen Fällen vorzubeugen.

Das Fetale Alkoholsyndrom betrifft etwa 1 von 1.000 Neugeborenen weltweit. Es ist eine vollständig vermeidbare Erkrankung, wenn während der Schwangerschaft auf Alkohol verzichtet wird. Kinder mit FAS benötigen oft lebenslange Unterstützung, können jedoch mit der richtigen Betreuung und Förderung ein erfülltes Leben führen.

Fetalmedizin

Fetalmedizin ist ein medizinisches Spezialgebiet, das sich auf die Diagnose, Überwachung und Behandlung von Problemen und Krankheiten des Fötus im Mutterleib konzentriert. Sie spielt eine entscheidende Rolle bei der pränatalen Versorgung.

Fetalmediziner nutzen hochmoderne Technologien wie Ultraschall, MRT und invasive Verfahren wie die Fruchtwasseruntersuchung (Amniozentese), um den Gesundheitszustand des Fötus zu überwachen und eventuelle Fehlbildungen, genetische Störungen oder

Entwicklungsprobleme zu erkennen. In einigen Fällen können intrauterine Operationen durchgeführt werden, um den Fötus noch im Mutterleib zu behandeln, bevor das Baby geboren wird.

Für Eltern kann die pränatale Diagnose eines Problems beim Fötus emotional sehr belastend sein. Sie müssen möglicherweise schwierige Entscheidungen über medizinische Eingriffe oder den weiteren Verlauf der Schwangerschaft treffen. Fetalmediziner spielen eine wichtige Rolle dabei, den Eltern zu helfen, fundierte Entscheidungen zu treffen, und sie emotional zu unterstützen.

Wenn bei deinem Baby während der Schwangerschaft Auffälligkeiten festgestellt werden, solltest du dich an einen Fetalmediziner wenden. Diese Fachärzte verfügen über das Fachwissen und die Technologie, um dir bei der Beurteilung und Behandlung zu helfen. Es ist wichtig, sich gut zu informieren und gegebenenfalls eine zweite Meinung einzuholen, um die bestmögliche Betreuung für dein Baby sicherzustellen.

Dank der Fortschritte in der Fetalmedizin können heute viele Probleme des Fötus bereits im Mutterleib erkannt und in einigen Fällen behandelt werden. Frühzeitige Interventionen verbessern die Überlebens- und Gesundheitschancen von Babys mit pränatal diagnostizierten Krankheiten erheblich.

Fetozid

Fetozid ist ein medizinischer Eingriff, bei dem die Schwangerschaft bewusst beendet wird, um das Leben des

Fötus zu beenden, oft bei schwerwiegenden gesundheitlichen Problemen, die das Überleben nach der Geburt unmöglich machen.

Ein Fetozid wird durchgeführt, wenn bei einem Fötus eine schwerwiegende Fehlbildung oder eine unheilbare Erkrankung diagnostiziert wurde, die mit dem Leben nach der Geburt nicht vereinbar ist. Der Eingriff erfolgt in der Regel durch eine Injektion von Kaliumchlorid in das Herz des Fötus, was zum Herzstillstand führt. Fetozide werden in der Regel nach sorgfältiger Beratung mit den Eltern und unter strengen ethischen Richtlinien durchgeführt.

Ein Fetozid ist für die betroffenen Eltern eine zutiefst traumatische und emotionale Entscheidung. Viele Eltern fühlen sich zerrissen zwischen dem Wunsch, ihr Kind nicht leiden zu lassen, und dem Schmerz, die Schwangerschaft beenden zu müssen. Psychologische Unterstützung und Trauerbegleitung sind in dieser schwierigen Zeit entscheidend.

Wenn dir ein Fetozid empfohlen wird, ist es wichtig, alle Optionen sorgfältig abzuwägen und eine zweite Meinung einzuholen. Sprich mit deinem Arzt oder einer Beraterin über die medizinischen Gründe und die emotionale Belastung, die mit einer solchen Entscheidung einhergeht. Es ist wichtig, Unterstützung von Fachleuten und Familienangehörigen zu suchen, um den Trauerprozess zu bewältigen.

Fetozide werden in der Regel nur in sehr seltenen Fällen durchgeführt, bei denen eine schwere, unheilbare Erkrankung vorliegt. In vielen Ländern sind solche Eingriffe rechtlich streng reguliert und erfordern eine umfassende medizinische und ethische Beurteilung.

Folsäure

Folsäure ist ein B-Vitamin, das eine entscheidende Rolle bei der Zellteilung und DNA-Bildung spielt. Für Frauen mit Kinderwunsch und in der frühen Schwangerschaft ist eine ausreichende Folsäurezufuhr besonders wichtig, um Neuralrohrdefekte beim Baby zu verhindern.

Folsäure (Vitamin B9) ist essenziell für die gesunde Entwicklung des Embryos, insbesondere für die Bildung des Neuralrohrs, aus dem sich Gehirn und Rückenmark entwickeln. Ein Mangel an Folsäure in den ersten Wochen der Schwangerschaft kann zu schweren Fehlbildungen wie Spina bifida (offener Rücken) führen. Frauen mit Kinderwunsch wird empfohlen, bereits vor der Empfängnis täglich 400 µg Folsäure einzunehmen.

Viele Frauen sind sich unsicher, wann sie mit der Folsäureeinnahme beginnen sollten. Die Erkenntnis, dass dieses Vitamin eine so große Rolle für die Gesundheit des Babys spielt, kann Druck erzeugen. Gleichzeitig gibt es oft Erleichterung, wenn Frauen erfahren, dass sie durch eine einfache Nahrungsergänzung zur gesunden Entwicklung des Babys beitragen können.

Beginne spätestens drei Monate vor der geplanten Schwangerschaft mit der Einnahme von Folsäure. Du kannst Folsäurepräparate aus der Apotheke einnehmen oder dich an eine Ernährung halten, die reich an folsäurehaltigen Lebensmitteln wie grünes Blattgemüse, Vollkornprodukte und Hülsenfrüchte ist. Sprich mit deinem Arzt, um die richtige Dosierung für dich zu bestimmen.

Studien zeigen, dass die Einnahme von Folsäure vor und während der frühen Schwangerschaft das Risiko für Neuralrohrdefekte um bis zu 70 % senken kann.

Fruchtbarkeitstest

Fruchtbarkeitstests umfassen eine Reihe von Untersuchungen, die bei Paaren durchgeführt werden, um die Ursachen von Fruchtbarkeitsproblemen zu ermitteln.
Fruchtbarkeitstests bei Frauen beinhalten in der Regel Bluttests, um Hormonspiegel zu überprüfen, Ultraschalluntersuchungen zur Beurteilung der Gebärmutter und Eierstöcke, sowie Tests zur Überprüfung der Eileiterdurchgängigkeit (Hysterosalpingographie). Bei Männern werden Spermienanalysen durchgeführt, um die Anzahl, Beweglichkeit und Form der Spermien zu bewerten. Diese Tests helfen, Probleme wie hormonelle Störungen, Endometriose, Spermienprobleme oder blockierte Eileiter zu identifizieren.
Fruchtbarkeitstests können bei Paaren gemischte Gefühle hervorrufen. Während einige erleichtert sind, dass die Ursachen ihrer Schwierigkeiten untersucht werden, fühlen sich andere durch den Prozess gestresst oder ängstlich über die möglichen Ergebnisse. Es ist wichtig, während dieser Zeit emotional unterstützt zu werden.
Wenn du und dein Partner Schwierigkeiten haben, schwanger zu werden, sprich mit einem Fruchtbarkeitsspezialisten über mögliche Tests. Je früher ein Problem erkannt wird, desto schneller kann eine geeignete Behandlung begonnen werden. Sei dir bewusst, dass die Tests Zeit in Anspruch nehmen können und nicht immer sofort eine klare Antwort liefern.
Etwa 85 % der Paare werden innerhalb eines Jahres auf natürlichem Wege schwanger. Für die übrigen 15 % kann eine Fruchtbarkeitsuntersuchung hilfreich sein, um eine

Behandlungsmethode zu finden, die zu einer Schwangerschaft führt.

Fruchtwasseruntersuchung (Amniozentese)

Die Fruchtwasseruntersuchung, auch Amniozentese genannt, ist ein pränataler Test, bei dem eine kleine Menge Fruchtwasser aus der Fruchtblase entnommen wird, um genetische Anomalien oder Infektionen beim Fötus zu diagnostizieren.

Während der Amniozentese wird mit einer dünnen Nadel durch die Bauchdecke der Mutter eine Probe des Fruchtwassers entnommen. Das Fruchtwasser enthält Zellen des Fötus, die genetisch untersucht werden können, um Chromosomenanomalien wie das Down-Syndrom (Trisomie 21) oder andere genetische Erkrankungen zu erkennen. Dieser Test wird in der Regel ab der 15. Schwangerschaftswoche durchgeführt und birgt ein geringes Risiko für Fehlgeburten.

Für werdende Eltern kann die Entscheidung, eine Fruchtwasseruntersuchung durchführen zu lassen, sehr stressig sein. Einerseits ermöglicht der Test Sicherheit, andererseits besteht ein gewisses Risiko für das Baby. Das Warten auf die Testergebnisse kann emotional herausfordernd sein, da es Ängste über die Gesundheit des ungeborenen Kindes verstärken kann.

Sprich mit deinem Arzt über die Vor- und Nachteile der Amniozentese, insbesondere wenn es Risikofaktoren für genetische Anomalien gibt. Es ist wichtig, gut informiert zu sein, um eine fundierte Entscheidung zu treffen. Wenn du

dich für die Untersuchung entscheidest, beachte die nachfolgende Ruhezeit und achte auf mögliche Komplikationen wie Blutungen oder Krämpfe.
Die Fruchtwasseruntersuchung hat eine Genauigkeit von 99 % bei der Diagnose von Chromosomenanomalien. Das Risiko einer Fehlgeburt nach dem Eingriff liegt bei etwa 0,1-0,3 %.

Frühgeburt

Eine Frühgeburt ist die Geburt eines Babys vor der 37. Schwangerschaftswoche. Frühgeborene können Gesundheitsprobleme haben, da sie nicht vollständig ausgereift sind, insbesondere in Bezug auf die Lungenentwicklung.

Frühgeburten können durch eine Vielzahl von Faktoren verursacht werden, darunter Infektionen, Mehrlingsschwangerschaften, Bluthochdruck oder Gebärmutteranomalien. Frühgeborene haben oft Probleme mit der Atmung, Verdauung, Temperaturregulation und Infektionen, da ihre Organe noch nicht vollständig entwickelt sind. Dank medizinischer Fortschritte können viele Frühgeborene mit der richtigen Pflege überleben und sich gut entwickeln, insbesondere wenn sie nach der 28. Woche geboren werden.

Die Geburt eines Frühgeborenen kann für Eltern emotional belastend sein. Die Sorge um das Wohl des Babys, die Zeit auf der Intensivstation und die Ungewissheit über die Zukunft können Stress und Ängste auslösen. Es ist wichtig, Unterstützung zu suchen, um die emotionalen Herausforderungen zu bewältigen.

Wenn du eine Risikoschwangerschaft hast oder Anzeichen einer Frühgeburt bemerkst, wie regelmäßige Kontraktionen oder vaginale Blutungen, solltest du sofort medizinische Hilfe in Anspruch nehmen. Frühgeborene benötigen oft spezialisierte Pflege auf der Neugeborenen-Intensivstation (NICU). Halte engen Kontakt mit dem medizinischen Team und informiere dich über die Bedürfnisse deines Babys.

Etwa 10 % aller Geburten weltweit sind Frühgeburten. Die Überlebenschancen für Frühgeborene hängen stark vom Geburtszeitpunkt ab. Babys, die nach der 28. Schwangerschaftswoche geboren werden, haben eine Überlebenschance von über 90 %, wenn sie spezialisierte medizinische Versorgung erhalten.

Fruchtbarkeit und Stress

Stress kann einen negativen Einfluss auf die Fruchtbarkeit haben, da er den Hormonhaushalt stört und den Eisprung sowie die Spermienproduktion beeinträchtigen kann.

Stress aktiviert das körpereigene Stresshormon Cortisol, das wiederum die Freisetzung von Fortpflanzungshormonen wie Östrogen, Progesteron und Testosteron beeinträchtigen kann. Bei Frauen kann Stress den Eisprung verhindern oder verzögern, was den Menstruationszyklus unregelmäßig macht. Bei Männern kann Stress die Spermienproduktion verringern und die Spermienqualität beeinträchtigen.

Paare mit Kinderwunsch geraten oft in einen Teufelskreis aus Stress und Frustration, besonders wenn die Schwangerschaft auf sich warten lässt. Der Druck, schwanger zu werden, kann die emotionalen Spannungen

erhöhen und möglicherweise die Fruchtbarkeit weiter beeinträchtigen.
Es ist wichtig, Wege zu finden, um Stress abzubauen und die emotionale Belastung zu verringern. Entspannungstechniken wie Yoga, Meditation, Akupunktur oder Gesprächstherapie können hilfreich sein. Achte darauf, dass du dir regelmäßige Pausen gönnst und Unterstützung von Freunden, Familie oder einem Therapeuten suchst, wenn der Druck zu groß wird.
Studien zeigen, dass Frauen mit hohen Stressleveln eine um 20-30 % geringere Chance auf eine Schwangerschaft haben. Stressabbau und emotionale Unterstützung können die Chancen auf eine erfolgreiche Empfängnis verbessern.

Fruchtwasser

Fruchtwasser ist die Flüssigkeit, die den Fötus während der Schwangerschaft in der Fruchtblase umgibt. Es schützt das Baby vor Stößen, ermöglicht Bewegungen und unterstützt die Entwicklung der Lungen und des Verdauungssystems.
Das Fruchtwasser besteht hauptsächlich aus Wasser und enthält auch Proteine, Kohlenhydrate und Zellen des Babys. Es hat mehrere Funktionen: Es schützt das Baby vor Verletzungen, hilft bei der Regulierung der Temperatur und unterstützt die Bewegungsfreiheit, was für die muskuläre und skeletale Entwicklung wichtig ist. Das Fruchtwasser wird im Laufe der Schwangerschaft regelmäßig durch den Fötus aufgenommen und ausgeschieden, was zur Entwicklung des Verdauungs- und Harnsystems beiträgt.
Für viele Frauen ist das Wissen um die Bedeutung des Fruchtwassers beruhigend, da es die Vorstellung vermittelt,

dass das Baby gut geschützt und in einer sicheren Umgebung heranwächst. Probleme mit dem Fruchtwasser, wie zu wenig oder zu viel Fruchtwasser, können jedoch Ängste auslösen, da sie auf Komplikationen hinweisen können.

Während der Schwangerschaft wird dein Arzt regelmäßig die Menge und Qualität des Fruchtwassers überprüfen. Probleme mit der Fruchtwassermenge, wie Oligohydramnion (zu wenig Fruchtwasser) oder Polyhydramnion (zu viel Fruchtwasser), sollten engmaschig überwacht werden. Sprich mit deinem Arzt über die besten Maßnahmen, um die Fruchtwassermenge zu regulieren, falls Probleme auftreten.

Abnormalitäten in der Fruchtwassermenge betreffen etwa 1-2 % der Schwangerschaften. Mit der richtigen medizinischen Betreuung können viele dieser Probleme erfolgreich behandelt werden.

Genetische Tests vor der Schwangerschaft (Präkonzeptionelle genetische Beratung)

Genetische Tests vor der Schwangerschaft, auch bekannt als präkonzeptionelle genetische Beratung, bieten Paaren die Möglichkeit, mehr über ihre genetische Ausstattung zu erfahren und potenzielle Risiken für vererbbare Krankheiten bei einem zukünftigen Kind zu erkennen.

Diese Tests sind besonders sinnvoll, wenn in der Familie eine Vorgeschichte von genetischen Erkrankungen besteht oder wenn du und dein Partner aus ethnischen Gruppen stammt, die ein höheres Risiko für bestimmte Erbkrankheiten haben.

Genetische Tests untersuchen die DNA von dir und deinem Partner auf Mutationen, die potenziell an euer Kind weitergegeben werden könnten. Jeder Mensch trägt Tausende von Genen, und manche davon können defekt sein, ohne dass man es bemerkt. Viele genetische Erkrankungen sind rezessiv, was bedeutet, dass das Kind nur dann betroffen ist, wenn beide Eltern das defekte Gen tragen. Beispiele für solche Erkrankungen sind Mukoviszidose, Sichelzellenanämie oder die Tay-Sachs-Krankheit. Diese Tests werden meist durch eine Blut- oder Speichelprobe durchgeführt. Die Analyse erfolgt im Labor, und nach einigen Wochen erhältst du die Ergebnisse, die dir dein Arzt oder ein genetischer Berater erklärt.

Präkonzeptionelle genetische Beratung kann sinnvoll sein, weil genetische Mutationen oft „stumm" sind, das heißt, sie verursachen beim Träger keine Symptome, können jedoch an Kinder weitergegeben werden. Wenn sowohl du als auch dein Partner Träger eines bestimmten defekten Gens seid, besteht eine 25-prozentige Wahrscheinlichkeit, dass euer Kind die Krankheit erbt. Das Wissen über solche Risiken kann dir helfen, fundierte Entscheidungen für die Familienplanung zu treffen. Auch bestimmte ethnische Gruppen haben ein höheres Risiko für spezifische genetische Störungen. Zum Beispiel kommt Sichelzellenanämie häufiger bei Menschen afrikanischer Abstammung vor, während Mukoviszidose vor allem bei

Menschen nordeuropäischer Herkunft verbreitet ist. Darüber hinaus steigt mit zunehmendem Alter der Frau das Risiko für genetische Anomalien, wie das Down-Syndrom.

Es gibt verschiedene genetische Tests, die vor der Schwangerschaft durchgeführt werden können, um mehr über potenzielle Risiken zu erfahren:

1. **Trägertests** (Carrier-Screening): Trägertests untersuchen, ob du oder dein Partner Träger einer genetischen Mutation seid, die Krankheiten wie Mukoviszidose, Sichelzellenanämie oder Tay-Sachs-Krankheit verursachen können. Auch wenn du gesund bist, könntest du das Gen an dein Kind weitergeben, wenn auch dein Partner Träger desselben defekten Gens ist.

2. **Chromosomentests** (Karyotypisierung): Diese Tests untersuchen die Anzahl und Struktur der Chromosomen bei dir und deinem Partner. Sie können Anomalien wie Translokationen oder andere chromosomale Veränderungen aufdecken, die zu Unfruchtbarkeit, Fehlgeburten oder genetischen Störungen führen können. Solche Tests sind besonders nützlich, wenn es in der Familiengeschichte zu wiederholten Fehlgeburten gekommen ist.

3. **Präimplantationsdiagnostik** (PID): Diese Testmethode wird im Rahmen der In-vitro-Fertilisation (IVF) verwendet, um die Embryonen auf

genetische Störungen zu überprüfen, bevor sie in die Gebärmutter eingepflanzt werden. Die PID hilft, Embryonen auszuwählen, die keine genetischen Anomalien aufweisen, und ist eine Option für Paare mit einem hohen genetischen Risiko.

4. **Genomweite Tests:**

   Diese Tests, auch als **genomisches Screening** bekannt, untersuchen eine große Anzahl von Genen auf mögliche Mutationen. Sie decken Hunderte von genetischen Erkrankungen ab und können umfassendere Informationen über potenzielle Risiken liefern. Solche Tests werden zunehmend beliebter, da sie viele Krankheiten gleichzeitig abdecken und eine breite genetische Analyse bieten.

5. **Single-Gene-Tests:**

   Diese Tests fokussieren auf spezifische Gene, wenn in der Familiengeschichte eine bestimmte Erbkrankheit bekannt ist, wie zum Beispiel bei der Huntington-Krankheit oder Muskeldystrophie. Sie können gezielt auf Mutationen in einem einzelnen Gen testen, um herauszufinden, ob du oder dein Partner Träger dieser Mutation seit.

6. **Hämoglobinopathie-Screening:**

   Dieser Test wird häufig durchgeführt, um genetische Störungen im Zusammenhang mit dem Hämoglobin, wie z. B. Thalassämie oder Sichelzellenanämie, zu erkennen. Diese

Erkrankungen betreffen die roten Blutkörperchen und können, wenn beide Eltern Träger sind, an das Kind weitergegeben werden.

Wenn ihr genetische Tests in Erwägung zieht, ist es wichtig, vorab mit eurem Arzt oder einem genetischen Berater zu sprechen. Sie können euch genau erklären, welche Tests für euch sinnvoll sind, und was untersucht wird. Da die Ergebnisse möglicherweise emotionale Herausforderungen mit sich bringen, insbesondere wenn ein erhöhtes Risiko festgestellt wird, solltet ihr darauf vorbereitet sein, auch psychologische Unterstützung in Anspruch zu nehmen. Wichtig ist es, zu wissen, dass nicht jedes genetische Risiko bedeutet, dass das Kind zwangsläufig erkranken wird. Die genetische Beratung hilft euch, die Ergebnisse zu verstehen und mögliche Schritte zu planen.

Falls ein erhöhtes genetisches Risiko festgestellt wird, gibt es verschiedene Optionen, wie ihr damit umgehen könnt. Bei schweren Risiken kann die Präimplantationsdiagnostik (PID) in Verbindung mit einer In-vitro-Fertilisation (IVF) helfen, indem Embryonen auf genetische Störungen getestet werden, bevor sie in die Gebärmutter eingesetzt werden. Alternativ könntet ihr auch eine Eizell- oder Samenspende in Betracht ziehen oder euch über Adoption informieren.

Obwohl genetische Tests Unsicherheiten mit sich bringen, können sie euch auch ein Gefühl der Sicherheit geben, weil ihr wisst, worauf ihr euch einstellen müsst. Es hilft, rechtzeitig zu planen und fundierte Entscheidungen für die Zukunft zu treffen. Präkonzeptionelle genetische Beratung kann also eine wertvolle Unterstützung sein, um eine gesunde Familienplanung zu ermöglichen, insbesondere für Paare, die bestimmte Risiken minimieren möchten.

Gestationsdiabetes

Gestationsdiabetes ist eine Form von Diabetes, die während der Schwangerschaft auftritt. Er entsteht, wenn der Körper nicht in der Lage ist, ausreichend Insulin zu produzieren, um den erhöhten Blutzuckerspiegel zu kontrollieren.

Während der Schwangerschaft steigt der Bedarf an Insulin, da die Plazenta Hormone produziert, die die Insulinwirkung blockieren können. Wenn der Körper nicht genügend Insulin produziert, kann der Blutzuckerspiegel ansteigen, was zu Gestationsdiabetes führt. Unbehandelt kann Gestationsdiabetes zu Komplikationen wie übermäßigem Wachstum des Babys, Frühgeburten oder einem erhöhten Risiko für Kaiserschnitte führen. Nach der Geburt normalisiert sich der Blutzuckerspiegel bei den meisten Frauen wieder.

Die Diagnose Gestationsdiabetes kann für viele Frauen beängstigend sein. Viele sorgen sich um die Gesundheit ihres Babys und fühlen sich schuldig, dass ihre Ernährungsgewohnheiten oder ihr Lebensstil zur Erkrankung beigetragen haben könnten. Unterstützung durch medizinisches Fachpersonal und Ernährungsberatung kann helfen, Ängste abzubauen und zu einer besseren Kontrolle der Erkrankung beizutragen.

Wenn bei dir Gestationsdiabetes diagnostiziert wurde, ist es wichtig, deine Ernährung und Lebensweise anzupassen.

Ein Ernährungsberater kann dir helfen, einen gesunden Ernährungsplan zu erstellen, der deinen Blutzuckerspiegel stabil hält. Regelmäßige körperliche Aktivität und Blutzuckermessungen sind ebenfalls wichtig. In manchen Fällen kann eine Insulintherapie notwendig sein.

Etwa 5-10 % der schwangeren Frauen entwickeln Gestationsdiabetes. Mit der richtigen Behandlung und Überwachung können die meisten Frauen eine gesunde Schwangerschaft erleben und das Risiko für Komplikationen minimieren.

Gestose

Gestose ist ein Sammelbegriff für Schwangerschaftskomplikationen, die durch Bluthochdruck, Proteinurie (Eiweiß im Urin) und Wassereinlagerungen gekennzeichnet sind. Die häufigste Form ist die Präeklampsie.

Gestosen treten im zweiten oder dritten Trimester auf und können zu ernsthaften Komplikationen für Mutter und Kind führen. Sie umfassen Präeklampsie, Eklampsie und das HELLP-Syndrom. Die genaue Ursache ist nicht vollständig geklärt, es wird jedoch angenommen, dass Probleme mit der Plazenta und der Blutzufuhr in die Gebärmutter eine Rolle spielen. Unbehandelte Gestosen können zu Wachstumsstörungen des Babys, Frühgeburten oder in seltenen Fällen zu lebensbedrohlichen Zuständen für die Mutter führen.

Die Diagnose einer Gestose kann große Sorgen und Ängste auslösen, da sie das Risiko für Frühgeburten und andere Komplikationen erhöht. Viele Frauen fühlen sich hilflos, da

es keine einfache Methode gibt, diese Erkrankungen zu verhindern, außer regelmäßige medizinische Überwachung.
Regelmäßige Vorsorgeuntersuchungen sind entscheidend, um eine Gestose frühzeitig zu erkennen. Wenn du Symptome wie starke Kopfschmerzen, Sehstörungen, starke Schwellungen oder Bluthochdruck bemerkst, solltest du sofort einen Arzt aufsuchen. Eine gesunde Lebensweise und eine salzarme Ernährung können das Risiko verringern, aber es ist wichtig, eng mit deinem Arzt zusammenzuarbeiten.
Präeklampsie betrifft etwa 5-8 % aller Schwangerschaften. Mit regelmäßiger ärztlicher Überwachung und gegebenenfalls vorzeitiger Entbindung sind die Erfolgsaussichten für Mutter und Kind gut.

Glukosetoleranztest

Der Glukosetoleranztest ist ein diagnostisches Verfahren, das durchgeführt wird, um festzustellen, ob eine Frau in der Schwangerschaft an Gestationsdiabetes leidet.
Beim Glukosetoleranztest trinkt die Schwangere eine Zuckerlösung, und anschließend wird der Blutzuckerspiegel zu festgelegten Zeiten gemessen. Ein zu hoher Blutzuckerspiegel kann auf Gestationsdiabetes hinweisen. Dieser Test wird normalerweise zwischen der 24. und 28. Schwangerschaftswoche durchgeführt und hilft, frühzeitig Maßnahmen zu ergreifen, um Komplikationen für Mutter und Kind zu vermeiden.
Viele Frauen empfinden den Glukosetoleranztest als unangenehm, da die Zuckerlösung als belastend

empfunden wird. Auch die Sorge, dass die Diagnose eines Gestationsdiabetes gestellt werden könnte, kann Ängste auslösen. Die Aussicht, den Lebensstil anpassen zu müssen, kann zusätzlichen Stress verursachen.

Wenn der Test einen erhöhten Blutzuckerspiegel anzeigt, ist es wichtig, eine Ernährungsberatung in Anspruch zu nehmen und regelmäßige Blutzuckerkontrollen durchzuführen. In manchen Fällen ist auch eine Insulintherapie notwendig. Eine gesunde Ernährung und regelmäßige Bewegung können helfen, den Blutzuckerspiegel zu kontrollieren.

Der Glukosetoleranztest identifiziert Gestationsdiabetes bei etwa 5-10 % der getesteten Frauen. Mit der richtigen Behandlung und Überwachung können die meisten Frauen eine gesunde Schwangerschaft erleben.

Gonadotropine

Gonadotropine sind Hormone, die den Eisprung bei Frauen und die Spermienproduktion bei Männern regulieren. Sie werden häufig in der assistierten Reproduktion eingesetzt, um die Fruchtbarkeit zu fördern.

Zu den Gonadotropinen gehören das follikelstimulierende Hormon (FSH) und das luteinisierende Hormon (LH), die von der Hirnanhangsdrüse (Hypophyse) produziert werden. Bei Frauen stimulieren sie das Wachstum und die Reifung der Follikel in den Eierstöcken und den Eisprung. Bei Männern fördern sie die Spermienproduktion. Gonadotropine werden oft als Injektionen verabreicht, um den Eisprung in Fruchtbarkeitsbehandlungen wie der In-vitro-Fertilisation (IVF) zu stimulieren.

Die Anwendung von Gonadotropinen kann emotional belastend sein, da die Injektionen regelmäßig erfolgen müssen und der Erfolg der Behandlung oft nicht garantiert ist. Frauen fühlen sich möglicherweise durch die Hormoneinnahme physisch und emotional verändert, was zu Stimmungsschwankungen und Stress führen kann.

Wenn dir Gonadotropine zur Fruchtbarkeitsbehandlung verschrieben werden, ist es wichtig, die Anweisungen deines Arztes genau zu befolgen und die Injektionen regelmäßig durchzuführen. Eine enge medizinische Überwachung ist notwendig, um den Hormonspiegel und den Follikelwachstum zu kontrollieren. Es kann auch hilfreich sein, emotionale Unterstützung von deinem Partner oder einem Berater zu suchen, um den Stress während der Behandlung zu bewältigen.

Die Erfolgsrate für Frauen, die Gonadotropine verwenden, um den Eisprung zu stimulieren, liegt bei etwa 60-80 %, abhängig von Alter und anderen Gesundheitsfaktoren.

HCG-Wert

Der HCG-Wert (humanes Choriongonadotropin) ist ein entscheidendes Hormon, das im frühen Verlauf der Schwangerschaft von der Plazenta produziert wird. Er spielt eine zentrale Rolle bei der Bestätigung einer Schwangerschaft und ist ein wichtiger Indikator für den Gesundheitszustand des ungeborenen Kindes. Wenn die befruchtete Eizelle sich in die Gebärmutterschleimhaut einnistet, beginnt die Plazenta, HCG zu produzieren, und die Messung dieses Hormons erfolgt häufig über Blut- oder Urintests.

In der Frühschwangerschaft steigt der HCG-Wert in den ersten Wochen stark an und erreicht seinen Höhepunkt zwischen der 8. und 11. Schwangerschaftswoche. Ein niedriger oder stagnierender HCG-Wert kann auf mögliche Komplikationen hinweisen, wie etwa eine Fehlgeburt oder eine Eileiterschwangerschaft. Die Überwachung des HCG-Werts durch Ihren Arzt ist ein wichtiger Teil der Schwangerschaftsvorsorge, da sie Ihnen Sicherheit über die Entwicklung des Embryos gibt.

Die Messung des HCG-Werts kann eine emotionale Achterbahnfahrt sein. Ein positiver Test bringt oft Freude und Erleichterung, aber auch die Sorge, ob alles gut verläuft. Viele Frauen erleben ein intensives Gefühl der Hoffnung, das jedoch von Angst begleitet wird, dass etwas schiefgehen könnte. Es ist wichtig, diese Emotionen zu akzeptieren und sich Unterstützung zu suchen, sei es von Partnern, Freunden oder Selbsthilfegruppen.

Lass dich regelmäßig untersuchen und spreche mit deinem Arzt über deine Ergebnisse. Offene Kommunikation ist entscheidend, um Vertrauen aufzubauen und sich sicher zu fühlen. Unterstütze dich emotional, indem du mit anderen schwangeren Frauen sprichst oder dich in Foren austauschst. Dies kann dir helfen, dich weniger allein zu fühlen und die Höhen und Tiefen der frühen Schwangerschaft besser zu bewältigen.

Ein ansteigender HCG-Wert ist in der Regel ein gutes Zeichen und deutet auf eine gesunde Schwangerschaft hin. Etwa 80% der Frauen, die einen positiven HCG-Test haben, erleben eine erfolgreiche Schwangerschaft. Bei Bedenken sollte immer ein Arzt konsultiert werden, um sicherzustellen, dass alles gut verläuft.

Hebamme

Eine Hebamme ist eine wertvolle Unterstützung für Schwangere, Gebärende und Mütter in der Zeit nach der Geburt. Sie bringt nicht nur medizinisches Wissen mit, sondern auch ein hohes Maß an Empathie und Verständnis. Eine Hebamme ist dafür ausgebildet, den Verlauf der Schwangerschaft zu begleiten, Informationen bereitzustellen und emotionalen Beistand zu leisten.

Hebammen sind ausgebildet, die normale Schwangerschaft, Geburt und das Wochenbett zu betreuen. Sie führen regelmäßige Vorsorgeuntersuchungen durch, geben Ratschläge zur Geburt und helfen bei der Stillberatung. Hebammen sind geschult, um Komplikationen zu erkennen und entsprechende Maßnahmen einzuleiten, wenn nötig. In vielen Ländern haben Hebammen die Befugnis, Geburten selbstständig durchzuführen, was eine persönlichere Betreuung ermöglicht.

Die Beziehung zu einer Hebamme kann entscheidend für das Wohlbefinden während der Schwangerschaft und nach der Geburt sein. Viele Frauen berichten von einem Gefühl der Sicherheit und des Vertrauens, das sich aus der kontinuierlichen Betreuung ergibt. Hebammen nehmen sich Zeit für individuelle Fragen und Ängste, was dazu beiträgt, dass sich werdende Mütter verstanden und unterstützt fühlen.

Wähle frühzeitig eine Hebamme, die zu dir passt. Führe offene Gespräche über deine Wünsche und Erwartungen an die Geburt. Scheue dich nicht, Fragen zu stellen, egal wie klein sie erscheinen mögen. Eine gute Beziehung zu deiner

Hebamme kann dir helfen, deine Schwangerschaft und Geburt positiv zu erleben.

Studien zeigen, dass Frauen, die von Hebammen betreut werden, oft weniger Interventionen während der Geburt erfahren und eine höhere Zufriedenheit mit ihrem Geburtserlebnis haben. Die kontinuierliche Betreuung durch eine Hebamme ist mit besseren Ergebnissen für Mutter und Kind verbunden.

Hormone

Hormone sind essentielle chemische Botenstoffe, die eine Vielzahl von Funktionen im menschlichen Körper regulieren. Sie beeinflussen nicht nur unsere körperlichen Prozesse, sondern auch unsere Emotionen und unser Verhalten. Hormone spielen eine zentrale Rolle in verschiedenen Lebensphasen, insbesondere während der Pubertät, der Schwangerschaft und der Menopause.

Hormone werden von spezialisierten Drüsen im Körper produziert, darunter die Schilddrüse, die Nebennieren, die Bauchspeicheldrüse und die Geschlechtsdrüsen. Sie steuern grundlegende Prozesse wie den Stoffwechsel, das Wachstum, die Fortpflanzung und die Stimmung. Zu den bekanntesten Hormonen gehören Insulin, Östrogen, Progesteron und Testosteron. Insulin reguliert den Blutzuckerspiegel, während Östrogen und Progesteron eine zentrale Rolle im weiblichen Zyklus und in der Schwangerschaft spielen. Hormone wirken oft in einem fein abgestimmten Gleichgewicht, und Veränderungen in einem Hormonspiegel können weitreichende Auswirkungen auf die Gesundheit haben.

Hormone haben nicht nur physische, sondern auch tiefgreifende psychologische Auswirkungen. Schwankungen in den Hormonspiegeln können zu Stimmungsschwankungen, Angstzuständen und Depressionen führen. Viele Frauen berichten beispielsweise von emotionalen Veränderungen während ihres Menstruationszyklus, der Schwangerschaft oder der Menopause. Das Verständnis dieser Zusammenhänge kann helfen, die eigene emotionale Gesundheit besser zu managen und geeignete Unterstützung zu suchen.

Achte auf die Signale deines Körpers und suche bei Anzeichen von hormonellen Ungleichgewichten wie Schlafstörungen, Stimmungsschwankungen oder Gewichtszunahme ärztlichen Rat. Eine gesunde Ernährung, regelmäßige Bewegung und Stressmanagement können dazu beitragen, das hormonelle Gleichgewicht zu fördern. Bei Bedarf kann eine hormonelle Therapie in Betracht gezogen werden, um spezifische Probleme zu behandeln.

Studien zeigen, dass ein ausgewogenes Hormonsystem mit einer besseren Lebensqualität und emotionalen Stabilität verbunden ist. Frauen, die aktiv auf ihre hormonelle Gesundheit achten und gegebenenfalls medizinische Unterstützung in Anspruch nehmen, berichten häufig von einer höheren Zufriedenheit mit ihrem körperlichen und emotionalen Wohlbefinden. Hormone sind somit nicht nur für körperliche Prozesse von Bedeutung, sondern auch für unsere psychische Gesundheit.

Hormonbehandlung bei Kinderwunsch

Die Hormonbehandlung bei Kinderwunsch ist eine medizinische Intervention, die darauf abzielt, hormonelle Ungleichgewichte zu korrigieren und die Fruchtbarkeit zu steigern. Diese Behandlungen können Frauen helfen, die Schwierigkeiten haben, schwanger zu werden, indem sie den Eisprung regulieren oder fördern.

Hormonbehandlungen können verschiedene Formen annehmen, wie die Einnahme von Clomifen zur Stimulierung des Eisprungs oder die Verwendung von Gonadotropinen, die direkt auf die Eierstöcke wirken. Bei Frauen mit polyzystischem Ovarialsyndrom (PCOS) können spezielle Hormonpräparate eingesetzt werden, um den Zyklus zu regulieren. Die Auswahl der geeigneten Behandlung sollte individuell auf die Patientin abgestimmt werden, unter Berücksichtigung ihrer Krankengeschichte und der Gründe für die Unfruchtbarkeit.

Der Weg zur Hormonbehandlung kann von Hoffnung, aber auch von Angst begleitet sein. Frauen können sich unter Druck gesetzt fühlen, da die Behandlungsergebnisse oft ungewiss sind. Es ist wichtig, diese Emotionen zu erkennen und zu akzeptieren. Unterstützung durch Partner, Freunde oder Selbsthilfegruppen kann in dieser Zeit von unschätzbarem Wert sein.

Sprich offen mit deinem Arzt über alle Bedenken, die du bezüglich der Hormonbehandlung hast. Informiere dich über mögliche Nebenwirkungen und den Verlauf der Behandlung. Emotionale Unterstützung durch vertraute

Personen kann ebenfalls hilfreich sein, um die Unsicherheiten zu bewältigen.

Hormonbehandlungen können in vielen Fällen erfolgreich sein. Die Erfolgschancen hängen von verschiedenen Faktoren ab, einschließlich des Alters der Frau und der zugrunde liegenden Ursachen der Unfruchtbarkeit. Statistisch gesehen haben Frauen, die Hormonbehandlungen erhalten, oft höhere Chancen auf eine Schwangerschaft im Vergleich zu jenen, die keine Behandlung in Anspruch nehmen.

Hormonersatztherapie

Die Hormonersatztherapie (HRT) ist eine bewährte Behandlungsmethode, die eingesetzt wird, um den Hormonhaushalt auszugleichen, insbesondere während der Wechseljahre oder bei hormonellen Ungleichgewichten. Diese Therapie kann auch bei Frauen, die einen Kinderwunsch haben, hilfreich sein, um die Fruchtbarkeit zu unterstützen.

Die Hormonersatztherapie umfasst häufig Östrogen, Progesteron oder eine Kombination aus beiden Hormonen. Diese Therapie kann Symptome wie Hitzewallungen, Schlafstörungen und Stimmungsschwankungen lindern. Für Frauen mit Kinderwunsch kann eine Hormonersatztherapie helfen, den Zyklus zu stabilisieren und die Chancen auf eine Schwangerschaft zu erhöhen. Die Behandlung sollte stets in enger Absprache mit einem Facharzt erfolgen, um die besten Ergebnisse zu erzielen.

Die Hormonersatztherapie kann nicht nur körperliche, sondern auch psychische Beschwerden lindern. Viele

Frauen berichten von einer Verbesserung ihres emotionalen Wohlbefindens, wenn ihre Hormonspiegel ausgeglichen sind. Dennoch können Sorgen über die Sicherheit der Therapie und mögliche Nebenwirkungen bestehen, die wichtig sind, offen zu besprechen.

Wenn du über eine Hormonersatztherapie nachdenkst, ist es wichtig, dass du alle Vor- und Nachteile mit deinem Arzt besprichst. Regelmäßige Kontrolluntersuchungen sind notwendig, um die Therapie anzupassen und mögliche Nebenwirkungen zu überwachen. Emotionale Unterstützung durch Freunde oder Selbsthilfegruppen kann dir helfen, diese Phase besser zu bewältigen.

Studien zeigen, dass die Hormonersatztherapie viele Frauen in den Wechseljahren signifikant entlastet und das Risiko von osteoporotischen Frakturen und Herzerkrankungen verringert. Frauen, die sich in der Fruchtbarkeitsphase einer Hormonersatztherapie unterziehen, haben ebenfalls bessere Chancen auf eine erfolgreiche Schwangerschaft.

Hormonhaushalt

Der Hormonhaushalt ist das Gleichgewicht der Hormone im Körper, dass viele wichtige Funktionen reguliert. Ein stabiler Hormonhaushalt ist besonders wichtig für Frauen, die sich ein Kind wünschen, da er einen direkten Einfluss auf den Menstruationszyklus und die Fruchtbarkeit hat.

Hormone steuern eine Vielzahl von Körperprozessen, einschließlich des Menstruationszyklus, des Stoffwechsels und der Stimmung. Ein Ungleichgewicht kann zu Problemen wie Unfruchtbarkeit, Menstruationsstörungen oder

Stimmungsschwankungen führen. Ursachen für hormonelle Ungleichgewichte können Stress, ungesunde Ernährung, Schlafmangel oder chronische Erkrankungen sein. Ein regelmäßiges Monitoring des Hormonhaushalts kann helfen, mögliche Probleme frühzeitig zu erkennen.

Ein hormonelles Ungleichgewicht kann nicht nur körperliche Symptome hervorrufen, sondern auch das emotionale Wohlbefinden beeinträchtigen. Viele Frauen berichten von Angstzuständen, Depressionen oder Stimmungsschwankungen, wenn ihre Hormone aus dem Gleichgewicht geraten. Es ist wichtig, auf die Signale des Körpers zu achten und gegebenenfalls professionelle Hilfe in Anspruch zu nehmen.

Ein gesunder Lebensstil, der eine ausgewogene Ernährung, regelmäßige Bewegung und Stressmanagement umfasst, kann dazu beitragen, den Hormonhaushalt zu stabilisieren. Bei Anzeichen eines Ungleichgewichts sollte ein Arzt konsultiert werden, der Tests durchführen und geeignete Behandlungsoptionen vorschlagen kann.

Ein stabiler Hormonhaushalt ist entscheidend für die Gesundheit und Fruchtbarkeit. Studien zeigen, dass Frauen, die ihren Hormonhaushalt aktiv unterstützen, oft bessere Chancen auf eine erfolgreiche Schwangerschaft haben.

Hormonpräparate

Hormonpräparate sind Medikamente, die dazu dienen, den Hormonhaushalt auszugleichen oder spezifische hormonelle Probleme zu behandeln. Sie werden häufig eingesetzt, um die Fruchtbarkeit zu fördern oder hormonelle Ungleichgewichte zu korrigieren.

Es gibt verschiedene Arten von Hormonpräparaten, die für unterschiedliche Zwecke eingesetzt werden. Clomifen ist beispielsweise ein häufig verwendetes Medikament, das den Eisprung anregen kann, während andere Präparate wie Östrogen oder Progesteron zur Regulierung des Menstruationszyklus eingesetzt werden. Die genaue Dosierung und Art der Hormonpräparate sollte individuell abgestimmt werden, um optimale Ergebnisse zu erzielen.

Die Einnahme von Hormonpräparaten kann eine Reihe von Emotionen hervorrufen. Viele Frauen fühlen sich ermutigt, da die Behandlung ihnen die Möglichkeit gibt, ihren Kinderwunsch zu verwirklichen. Dennoch können Nebenwirkungen und die Ungewissheit über den Erfolg der Behandlung auch Ängste und Sorgen mit sich bringen. Es ist wichtig, sich in dieser Zeit emotional unterstützen zu lassen und offen über seine Bedenken zu sprechen.

Sprich mit deinem Arzt über alle Fragen und Bedenken, die du bezüglich der Hormonpräparate hast. Eine offene Kommunikation kann helfen, Missverständnisse zu klären und dir Sicherheit während der Behandlung zu geben. Es ist auch wichtig, auf die Signale deines Körpers zu achten und alle Veränderungen zu dokumentieren.

Hormonpräparate können in vielen Fällen erfolgreich zur Förderung der Fruchtbarkeit eingesetzt werden. Studien zeigen, dass Frauen, die Hormonbehandlungen erhalten, oft bessere Chancen auf eine Schwangerschaft haben, insbesondere wenn die Behandlung auf ihre individuellen Bedürfnisse abgestimmt ist.

Hormonspirale

Die Hormonspirale ist eine Form der langwirksamen Verhütung, die kontinuierlich Hormone in die Gebärmutter abgibt. Sie wird in der Regel von einem Arzt eingesetzt und kann bis zu fünf Jahre wirksam sein.
Die Hormonspirale gibt kontinuierlich kleine Mengen des Hormons Levonorgestrel ab, das die Gebärmutterschleimhaut verändert und somit die Wahrscheinlichkeit einer Schwangerschaft verringert. Neben der Verhütung kann sie auch Menstruationsbeschwerden lindern und die Regelblutung reduzieren. Wenn du planst, schwanger zu werden, sollte die Hormonspirale vor der Schwangerschaft entfernt werden, da sie die Einnistung einer befruchteten Eizelle erschweren kann.
Die Entscheidung für eine Hormonspirale kann sowohl ein Gefühl der Sicherheit als auch eine gewisse Unsicherheit mit sich bringen. Viele Frauen schätzen die langfristige Verhütung, während andere sich Gedanken über die Auswirkungen auf zukünftige Schwangerschaften machen. Es ist wichtig, diese Emotionen anzuerkennen und sich ausreichend zu informieren.
Wenn du eine Hormonspirale in Betracht ziehst, informiere dich über die Funktionsweise und die potenziellen Nebenwirkungen. Ein Gespräch mit deinem Frauenarzt kann dir helfen, alle Fragen zu klären und die richtige Entscheidung zu treffen.
Die Hormonspirale gilt als eine der effektivsten Methoden der Schwangerschaftsverhütung. Studien zeigen, dass weniger als 1% der Frauen, die eine Hormonspirale

verwenden, während der Anwendungszeit schwanger werden.

HPV-Impfung und Fruchtbarkeit

Die HPV-Impfung schützt vor dem humanen Papillomavirus, das für die Entstehung von Gebärmutterhalskrebs verantwortlich ist. Ein häufiges Anliegen von Frauen ist, ob die Impfung Auswirkungen auf die Fruchtbarkeit hat.

Die HPV-Impfung hat keinen negativen Einfluss auf die Fruchtbarkeit. Studien haben gezeigt, dass Frauen, die sich impfen lassen, keine Probleme mit der Empfängnis oder der Schwangerschaft haben. Die Impfung sollte jedoch vor der ersten sexuellen Aktivität erfolgen, um die bestmögliche Immunität zu gewährleisten.

Die Entscheidung zur HPV-Impfung kann für viele Frauen eine wichtige Maßnahme zum Schutz ihrer Gesundheit darstellen. Das Wissen, dass die Impfung keine negativen Auswirkungen auf die Fruchtbarkeit hat, kann ein Gefühl der Sicherheit geben und dazu beitragen, sich besser auf den Kinderwunsch zu konzentrieren.

Wenn du noch nicht geimpft bist, sprich mit deinem Arzt über die HPV-Impfung und informiere dich über die Vorteile. Der Schutz vor HPV kann deine langfristige Gesundheit und dein Wohlbefinden fördern, während du deinen Kinderwunsch verfolgst.

Studien zeigen, dass die HPV-Impfung die Inzidenz von Gebärmutterhalskrebs erheblich senkt. Frauen, die geimpft sind, haben ein deutlich geringeres Risiko, an HPVassoziierten Erkrankungen zu erkranken, was ihre allgemeine Gesundheit und Fruchtbarkeit unterstützt.

Hyperemesis gravidarum

Hyperemesis gravidarum ist eine ernsthafte Form der Schwangerschaftsübelkeit, die weit über das übliche Maß hinausgeht. Viele Frauen erleben in der frühen Schwangerschaft Übelkeit, aber bei Hyperemesis gravidarum kann es zu starkem Erbrechen kommen, das zu Dehydrierung und Gewichtsverlust führen kann.

Hyperemesis gravidarum betrifft etwa 0,3 bis 3% der schwangeren Frauen und kann in schweren Fällen eine Krankenhausbehandlung erfordern. Die genauen Ursachen sind nicht vollständig verstanden, aber sie können hormonelle Veränderungen, genetische Faktoren oder psychische Faktoren umfassen. Symptome sind starkes Erbrechen, Dehydrierung, Gewichtsverlust und Elektrolytstörungen.

Hyperemesis gravidarum kann emotional belastend sein. Frauen fühlen sich oft isoliert, da sie mit intensiven Symptomen kämpfen und sich in ihrer Schwangerschaft unwohl fühlen. Es ist wichtig, die emotionalen Auswirkungen dieser Erkrankung anzuerkennen und Unterstützung zu suchen, sei es durch Partner, Familie oder Selbsthilfegruppen.

Wenn du Symptome von Hyperemesis gravidarum bemerkst, ist es wichtig, sofort medizinische Hilfe in Anspruch zu nehmen. Ärzte können Medikamente verschreiben und unterstützen, um die Symptome zu lindern und die Dehydration zu behandeln. Unterstützung durch Therapeuten oder Selbsthilfegruppen kann ebenfalls hilfreich sein.

Die Prognose für Frauen mit Hyperemesis gravidarum ist in der Regel positiv, und die meisten Frauen erholen sich gut. Mit angemessener Behandlung sind die Chancen auf eine gesunde Schwangerschaft hoch, und viele Frauen berichten von einer vollständigen Genesung nach der Geburt.

Hyperstimulation

Hyperstimulation ist ein Begriff, der häufig im Zusammenhang mit Fruchtbarkeitsbehandlungen verwendet wird. Sie beschreibt eine Überreaktion der Eierstöcke auf Hormonbehandlungen, bei denen zu viele Eizellen heranreifen.

Das ovarielle Hyperstimulationssyndrom (OHSS) kann auftreten, wenn Hormonpräparate eingesetzt werden, um den Eisprung zu stimulieren. Symptome können Bauchschmerzen, Bläh ungen, Übelkeit und in schweren Fällen Flüssigkeitsansammlungen im Bauchraum sein. Es ist wichtig, die Symptome frühzeitig zu erkennen, da OHSS zu ernsthaften gesundheitlichen Problemen führen kann.

Die Möglichkeit einer Hyperstimulation kann zusätzliche Ängste und Stress für Frauen mit Kinderwunsch hervorrufen. Die Ungewissheit, ob die Behandlung erfolgreich sein wird oder ob Nebenwirkungen auftreten können, ist emotional belastend. Offene Kommunikation mit dem behandelnden Arzt kann helfen, diese Ängste zu lindern.

Achte während einer Hormonbehandlung auf die Symptome einer Hyperstimulation und suche sofort medizinische Hilfe, wenn du Anzeichen bemerkst. Regelmäßige Kontrollen bei deinem Arzt können helfen, das Risiko von OHSS zu minimieren.

Hyperstimulation tritt in etwa 3 bis 8% der Fälle bei Frauen auf, die Fruchtbarkeitsbehandlungen erhalten. Die meisten Frauen mit leichtem bis mäßigem OHSS erholen sich gut, während schwerere Fälle eine sorgfältige medizinische Betreuung erfordern.

Hypophyse

Die Hypophyse, oft als „Meisterdrüse" bezeichnet, spielt eine zentrale Rolle im Hormonhaushalt des Körpers. Sie sitzt an der Basis des Gehirns und steuert viele wichtige Hormone, die das Wachstum, den Stoffwechsel und die Fortpflanzung beeinflussen.

Die Hypophyse produziert Hormone wie das luteinisierende Hormon (LH) und das follikelstimulierende Hormon (FSH), die entscheidend für den Eisprung und die Eizellenreifung sind. Ein Ungleichgewicht in der Funktion der Hypophyse kann zu Fruchtbarkeitsproblemen führen. Eine genaue Diagnose von möglichen Erkrankungen der Hypophyse ist wichtig, um den Hormonhaushalt wieder ins Gleichgewicht zu bringen.

Ein hormonelles Ungleichgewicht, das durch Probleme mit der Hypophyse verursacht wird, kann sowohl körperliche als auch emotionale Symptome hervorrufen. Viele Frauen berichten von Stimmungsschwankungen, die mit hormonellen Veränderungen zusammenhängen. Es ist wichtig, auf die Signale des Körpers zu achten und bei Bedarf Hilfe zu suchen.

Wenn du den Verdacht hast, dass deine Hypophyse nicht richtig funktioniert, konsultiere einen Arzt, der Tests durchführen kann, um die Ursache zu ermitteln. Eine rechtzeitige Diagnose kann entscheidend sein, um die Fruchtbarkeit zu erhalten und hormonelle Ungleichgewichte zu behandeln.

Die Behandlung von Hormonproblemen, die auf eine Dysfunktion der Hypophyse zurückzuführen sind, kann in vielen Fällen erfolgreich sein. Mit der richtigen medizinischen Betreuung haben viele Frauen die Möglichkeit, ihre Hormonspiegel zu stabilisieren und ihre Fruchtbarkeit zu verbessern.

Hypothyreose: Die Unterfunktion

Hypothyreose ist eine häufige Erkrankung, die durch eine unzureichende Produktion von Schilddrüsenhormonen gekennzeichnet ist. Diese Hormone sind entscheidend für zahlreiche Stoffwechselprozesse im Körper, einschließlich der Regulierung des Energiehaushalts, des Wachstums und der Entwicklung. Eine Hypothyreose kann in jedem Alter auftreten, betrifft jedoch häufig Frauen über 60 Jahre.

Die Schilddrüse, ein schmetterlingsförmiges Organ im Hals, produziert die Hormone Thyroxin (T4) und Trijodthyronin (T3), die für den Stoffwechsel entscheidend sind. Bei einer Hypothyreose produziert die Schilddrüse nicht genügend dieser Hormone, was zu einer Verlangsamung der Körperfunktionen führt. Die häufigste Ursache für eine Hypothyreose ist die autoimmune

Hashimoto-Thyreoiditis, bei der das Immunsystem die Schilddrüse angreift. Weitere Ursachen können Jodmangel, bestimmte Medikamente oder chirurgische Eingriffe an der Schilddrüse sein. Die Symptome können variieren und umfassen Müdigkeit, Gewichtszunahme, Kälteempfindlichkeit, trockene Haut, Haarausfall und Depressionen.

Die Symptome einer Hypothyreose können erhebliche Auswirkungen auf das psychische Wohlbefinden haben. Viele Betroffene berichten von Stimmungsschwankungen, Antriebslosigkeit und einer allgemeinen Gefühllosigkeit. Diese emotionalen Veränderungen können das tägliche Leben und die sozialen Beziehungen erheblich beeinflussen. Ein Bewusstsein für die Zusammenhänge zwischen körperlicher Gesundheit und emotionalem Wohlbefinden ist entscheidend, um angemessene Unterstützung zu suchen.

Wenn du vermutest, dass du an Hypothyreose leidest, ist es wichtig, einen Arzt aufzusuchen. Eine einfache Blutuntersuchung kann helfen, die Schilddrüsenfunktion zu überprüfen. Wenn die Diagnose gestellt wird, kann eine hormonelle Ersatztherapie, meist in Form von Levothyroxin, notwendig sein, um die Hormonspiegel auszugleichen. Achte auf eine gesunde Ernährung, die reich an Jod ist, und informiere dich über die Auswirkungen von Medikamenten auf deine Schilddrüse.

Studien zeigen, dass eine frühzeitige Diagnose und Behandlung der Hypothyreose zu einer signifikanten Verbesserung der Lebensqualität führen können. Die Mehrheit der Patienten, die eine geeignete Therapie erhalten, berichtet von einer Rückkehr zu einem normalen

Energielevel und einer Verringerung der Symptome. Eine regelmäßige Kontrolle der Schilddrüsenwerte ist wichtig, um die Behandlung optimal anzupassen und das Wohlbefinden zu fördern.

ICSI (Intrazytoplasmatische Spermieninjektion)

Die intrazytoplasmatische Spermieninjektion (ICSI) ist eine hochentwickelte Methode der assistierten Reproduktion, die vielen Paaren den Traum von einer Schwangerschaft ermöglicht. Bei ICSI wird ein einzelnes Spermium direkt in die Eizelle injiziert, um die Befruchtung zu erleichtern. Diese Technik wird häufig in Kombination mit In-vitro-Fertilisation (IVF) eingesetzt und hat sich als äußerst effektiv erwiesen, insbesondere bei Männern mit geringer Spermienqualität oder -anzahl.

Der ICSI-Prozess beginnt mit der Entnahme von Eizellen aus den Eierstöcken der Frau, gefolgt von der Gewinnung von Spermien vom Partner oder einem Spender. Anschließend wird das Spermium mit einer feinen Nadel direkt in die Eizelle injiziert. Dieser gezielte Ansatz erhöht die Chancen auf eine erfolgreiche Befruchtung und ist besonders vorteilhaft, wenn andere Methoden versagt haben.

Für viele Paare kann die Entscheidung zur ICSI sowohl Hoffnung als auch Angst mit sich bringen. Die Möglichkeit, dass ein einzelnes Spermium die Eizelle befruchtet, gibt vielen Menschen das Gefühl, dass sie eine aktive Rolle in ihrem Kinderwunsch einnehmen können. Dennoch können die zusätzlichen medizinischen Schritte auch Stress und Unsicherheit hervorrufen.

Wenn du über ICSI nachdenkst, sprich offen mit deinem Arzt über alle Fragen, die du hast. Eine klare Kommunikation kann helfen, Missverständnisse zu vermeiden und deine Sorgen zu lindern. Der Austausch mit anderen Paaren, die ähnliche Erfahrungen gemacht haben, kann ebenfalls hilfreich sein.

Die ICSI hat sich in den letzten Jahren als eine sehr effektive Methode erwiesen, insbesondere für Paare mit männlicher Unfruchtbarkeit. Studien zeigen, dass die Befruchtungsrate bei ICSI über 70% liegt, was sie zu einer vielversprechenden Option für viele Paare macht.

ICSI und Spermienqualität

Die Spermienqualität spielt eine entscheidende Rolle bei der Fruchtbarkeit und kann erheblichen Einfluss auf den Erfolg von Verfahren wie ICSI haben. Faktoren wie Spermienzahl, Beweglichkeit und Morphologie (Form) sind entscheidend für die Fähigkeit der Spermien, eine Eizelle zu befruchten.

Eine niedrige Spermienqualität kann die Chancen auf eine natürliche Befruchtung verringern, weshalb ICSI häufig als bevorzugte Methode gewählt wird. Bei ICSI wird ein einzelnes Spermium verwendet, was bedeutet, dass selbst Spermien mit geringerer Beweglichkeit oder abnormaler Form die Möglichkeit haben, die Eizelle zu befruchten. Vor der ICSI kann eine detaillierte Analyse der Spermienqualität durchgeführt werden, um festzustellen, ob die Methode die richtige Wahl ist.

Die Auseinandersetzung mit Spermienqualität kann für Männer emotional herausfordernd sein. Viele empfinden Scham oder Unsicherheit, wenn sie mit Fruchtbarkeitsproblemen konfrontiert werden. Es ist wichtig, diese Gefühle anzuerkennen und sich Unterstützung zu suchen, sei es durch Partner, Freunde oder Fachleute. Die Einsicht, dass moderne Techniken wie ICSI trotz vorhandener Herausforderungen positive Perspektiven bieten können, kann Hoffnung spenden.

Wenn du dir Sorgen über deine Spermienqualität machst, konsultiere einen Urologen oder Fruchtbarkeitsspezialisten. Sie können dir helfen, potenzielle Ursachen zu identifizieren und Lösungen anzubieten. Lebensstiländerungen wie eine gesunde Ernährung, regelmäßige Bewegung und Stressmanagement können ebenfalls dazu beitragen, die Spermienqualität zu verbessern.

Eine verbesserte Spermienqualität kann die Chancen auf eine erfolgreiche ICSI erhöhen. Studien zeigen, dass die Verwendung von hochqualitativen Spermien die Befruchtungsrate signifikant steigern kann, was die Erfolgsaussichten für Paare, die sich eine Familie wünschen, verbessert.

ICSI und Unfruchtbarkeit

Die ICSI ist eine der wichtigsten Technologien zur Behandlung von Unfruchtbarkeit. Sie wird häufig für Paare empfohlen, bei denen die Unfruchtbarkeit auf männliche Faktoren oder andere Schwierigkeiten bei der Befruchtung zurückzuführen ist.

Unfruchtbarkeit kann verschiedene Ursachen haben, darunter hormonelle Ungleichgewichte, strukturelle Probleme oder genetische Anomalien. ICSI ist besonders vorteilhaft für Paare, bei denen die Spermienqualität oder -anzahl niedrig ist, oder wenn frühere IVF-Versuche ohne Befruchtung geblieben sind. Durch die direkte Injektion eines Spermiums in die Eizelle kann die ICSI auch bei Eizellen, die zuvor als schwierig zu befruchten galten, erfolgreich angewendet werden.

Der Umgang mit Unfruchtbarkeit kann emotional belastend sein. Paare fühlen sich oft unter Druck gesetzt, während sie auf eine erfolgreiche Behandlung hoffen. Die ICSI bietet vielen Paaren eine neue Perspektive und kann ein Gefühl der Kontrolle zurückgeben. Dennoch können auch Ängste über den Erfolg der Behandlung bestehen.

Informiere dich umfassend über die ICSI und bespreche deine Sorgen mit deinem Arzt. Es ist wichtig, realistische Erwartungen zu setzen und sich über die Möglichkeiten der Behandlung zu informieren. Der Austausch mit anderen Paaren, die ähnliche Erfahrungen gemacht haben, kann ebenfalls sehr hilfreich sein.

ICSI hat in vielen Fällen die Chancen auf eine Schwangerschaft erhöht, insbesondere bei Paaren mit unerklärter Unfruchtbarkeit oder spezifischen männlichen Fruchtbarkeitsproblemen. Die Befruchtungsrate liegt bei ICSI häufig bei über 70%, was den Paaren neue Hoffnung auf eine erfolgreiche Schwangerschaft gibt.

Immunologie und Fruchtbarkeit

Die Immunologie spielt eine bedeutende Rolle bei der Fruchtbarkeit und der Fähigkeit des Körpers, eine Schwangerschaft aufrechtzuerhalten. Manchmal kann das Immunsystem fälschlicherweise die eigenen Eizellen oder das Spermium als fremd erkennen und eine Immunantwort auslösen, die die Befruchtung oder Einnistung behindert.

Autoimmunerkrankungen oder spezifische immunologische Reaktionen können die Fruchtbarkeit beeinträchtigen. In einigen Fällen kann es zu einem erhöhten Risiko für Fehlgeburten kommen, wenn das Immunsystem nicht richtig funktioniert. Der Test auf bestimmte Immunmarker kann helfen, potenzielle Probleme zu identifizieren, die den Fortpflanzungsprozess stören könnten. Eine geeignete Therapie, die auf das Immunsystem abzielt, kann in solchen Fällen oft hilfreich sein.

Die Erkenntnis, dass immunologische Faktoren die Fruchtbarkeit beeinflussen können, kann sowohl eine Erleichterung als auch eine zusätzliche Belastung für betroffene Paare darstellen. Es kann beruhigend sein, einen Grund für die Schwierigkeiten zu finden, aber gleichzeitig können Ängste vor der Behandlung und den möglichen Auswirkungen auf eine zukünftige Schwangerschaft bestehen.

Wenn du vermutest, dass immunologische Probleme deine Fruchtbarkeit beeinträchtigen, konsultiere einen Spezialisten für reproduktive Immunologie. Sie können Tests durchführen und personalisierte Behandlungspläne vorschlagen, um die Fruchtbarkeit zu verbessern.

Die erfolgreiche Behandlung immunologischer Probleme kann die Chancen auf eine Schwangerschaft erheblich erhöhen. Frauen, die spezifische Immuntherapien erhalten haben, berichten häufig von besseren Schwangerschaftsergebnissen.

Insemination

Insemination ist eine gängige Methode der assistierten Reproduktion, bei der Spermien direkt in die Gebärmutter eingeführt werden, um die Chancen auf eine Befruchtung zu erhöhen. Diese Methode wird oft bei Paaren eingesetzt, die Schwierigkeiten haben, auf natürliche Weise schwanger zu werden, aber nicht für invasive Verfahren wie IVF oder ICSI bereit sind.

Bei der Insemination werden die Spermien, die zuvor im Labor aufbereitet wurden, während des fruchtbarsten Zeitpunkts in die Gebärmutter eingeführt. Dies kann entweder während eines natürlichen Zyklus oder in Kombination mit hormonellen Behandlungen erfolgen, um die Ovulation zu stimulieren. Die Insemination ist eine relativ unkomplizierte und schmerzfreie Prozedur, die in der Regel in einer Arztpraxis durchgeführt wird.

Die Insemination kann für Paare eine ermutigende Möglichkeit sein, den Kinderwunsch zu verfolgen. Sie gibt vielen das Gefühl, dass sie aktiv an ihrem Wunsch arbeiten, schwanger zu werden. Gleichzeitig kann die Unsicherheit über den Erfolg der Methode emotional belastend sein.

Informiere dich gut über den Ablauf der Insemination und besprich alle Fragen oder Bedenken mit deinem Arzt. Es ist wichtig, realistische Erwartungen zu haben und den Prozess als Teil deiner Reise zur Elternschaft zu sehen.

Die Erfolgsaussichten der Insemination variieren je nach individueller Situation, liegen jedoch typischerweise zwischen 10 und 20% pro Zyklus. Faktoren wie das Alter der Frau, die Spermienqualität und die Ursache der Unfruchtbarkeit beeinflussen die Erfolgsquote.

Insulinresistenz

Insulinresistenz ist ein Zustand, bei dem die Körperzellen nicht mehr auf Insulin reagieren, was zu erhöhten Blutzuckerwerten führen kann. Sie ist oft mit Übergewicht und metabolischen Erkrankungen verbunden und spielt eine wichtige Rolle bei der Fruchtbarkeit, insbesondere bei Frauen mit polyzystischem Ovarialsyndrom (PCOS).

Insulinresistenz kann hormonelle Ungleichgewichte hervorrufen, die den Menstruationszyklus und die Ovulation stören. Bei Frauen mit PCOS ist Insulinresistenz häufig anzutreffen und kann zu unregelmäßigen Zyklen und Fruchtbarkeitsproblemen führen. Eine frühzeitige Diagnose und Behandlung sind wichtig, um den Blutzucker zu regulieren und die Fruchtbarkeit zu unterstützen. Veränderungen des Lebensstils, wie eine gesunde Ernährung und regelmäßige Bewegung, können helfen, die Insulinempfindlichkeit zu verbessern.

Die Diagnose einer Insulinresistenz kann emotional herausfordernd sein. Frauen können sich überfordert fühlen, da sie sowohl ihren Lebensstil ändern als auch ihre Fruchtbarkeit im Auge behalten müssen. Das Wissen um die Zusammenhänge zwischen Insulinresistenz und

Fruchtbarkeit kann jedoch Hoffnung geben und motivierend wirken.

Wenn du vermutest, dass Insulinresistenz deine Fruchtbarkeit beeinträchtigt, konsultiere deinen Arzt oder einen Ernährungsexperten. Sie können dir helfen, einen individuell angepassten Plan zu entwickeln, um deine Gesundheit zu verbessern und deine Chancen auf eine Schwangerschaft zu erhöhen.

Eine Behandlung der Insulinresistenz kann die Chancen auf eine Schwangerschaft signifikant erhöhen, insbesondere bei Frauen mit PCOS. Studien zeigen, dass Lebensstiländerungen und gegebenenfalls Medikamente wie Metformin positive Auswirkungen auf die Fruchtbarkeit haben können.

IVF (In-vitro-Fertilisation)

Die In-vitro-Fertilisation (IVF) ist eine bewährte Methode zur Behandlung von Unfruchtbarkeit, bei der die Befruchtung außerhalb des Körpers erfolgt. Diese Technik hat vielen Paaren geholfen, den Traum von einer Familie zu verwirklichen.

Bei der IVF werden Eizellen aus den Eierstöcken der Frau entnommen und im Labor mit Spermien befruchtet. Nach der Befruchtung wachsen die Embryonen für einige Tage im Labor, bevor einer oder mehrere in die Gebärmutter zurückgeführt werden. Die IVF wird häufig bei verschiedenen Arten von Unfruchtbarkeit angewendet, einschließlich der Unfruchtbarkeit ohne erkennbare Ursache, Eileiterschwangerschaften und Endometriose.

Die Entscheidung für eine IVF kann sowohl Hoffnung als auch Angst hervorrufen. Viele Paare sind erleichtert, eine Lösung gefunden zu haben, während andere sich über die emotionalen und finanziellen Belastungen Sorgen machen. Die IVF ist ein Prozess voller Ungewissheiten, der oft eine emotionale Achterbahnfahrt bedeutet.

Informiere dich gut über den IVF-Prozess und besprich alle deine Fragen mit deinem Arzt. Der Austausch mit anderen Paaren, die ebenfalls eine IVF durchlaufen, kann hilfreich sein, um sich unterstützt zu fühlen. Es ist wichtig, emotionale Unterstützung durch Partner, Familie oder Therapeuten zu suchen, um die Herausforderungen der IVF besser bewältigen zu können.

Die Erfolgsraten von IVF variieren je nach Alter und Gesundheitszustand der Frau. Im Allgemeinen liegen die Chancen auf eine erfolgreiche Schwangerschaft bei einer IVF-Behandlung zwischen 20 und 40% pro Zyklus. Mit zunehmendem Alter der Frau sinken jedoch die Erfolgschancen.

IVF-Erfolg

Der Erfolg von IVF ist ein entscheidendes Thema für viele Paare, die sich eine Familie wünschen. Es gibt zahlreiche Faktoren, die den Erfolg einer IVF-Behandlung beeinflussen können, darunter das Alter der Frau, die Ursache der Unfruchtbarkeit und die Qualität der Eizellen und Spermien. Studien haben gezeigt, dass das Alter der Frau einer der wichtigsten Faktoren für den IVF-Erfolg ist. Jüngere Frauen haben in der Regel höhere Erfolgsraten, da die Eizellen in besserem Zustand sind. Weitere Faktoren, die den Erfolg beeinflussen können, sind die Anzahl der entnommenen Eizellen, die Qualität der Embryonen und die Gesundheit der Gebärmutterschleimhaut. Auch die Erfahrung des Fertilitätsteams kann einen erheblichen Einfluss auf die Erfolgsquote haben.

Die Hoffnung auf Erfolg und die Ungewissheit über das Ergebnis können emotional herausfordernd sein. Viele Paare erleben während des IVF-Prozesses eine Achterbahn der Gefühle, von Hoffnung und Freude bis hin zu Angst und Enttäuschung. Die Unterstützung von Partnern, Freunden oder Selbsthilfegruppen kann dabei helfen, die emotionalen Höhen und Tiefen besser zu bewältigen.

Es ist wichtig, realistische Erwartungen an die IVF zu haben und die Unterstützung deines Arztes während des gesamten Prozesses zu suchen. Offene Kommunikation und der Austausch von Erfahrungen mit anderen können dabei helfen, die emotionalen Herausforderungen der IVF zu bewältigen.

Die Erfolgsquote der IVF variiert je nach den individuellen Umständen, liegt jedoch im Durchschnitt zwischen 20 und 40% pro Zyklus. Die Fortschritte in der Technologie und der medizinischen Praxis haben die Erfolgsraten im Laufe der Jahre verbessert.

IVF mit Eizellspende

IVF mit Eizellspende ist eine wertvolle Option für Frauen, die Schwierigkeiten haben, mit ihren eigenen Eizellen schwanger zu werden, sei es aufgrund des Alters, genetischer Probleme oder anderer gesundheitlicher Faktoren. Bei dieser Methode werden Eizellen von einer

Spenderin verwendet, die dann mit den Spermien des Partners oder eines Spenders befruchtet werden.

Bei der IVF mit Eizellspende werden die Eizellen der Spenderin entnommen und im Labor mit Spermien befruchtet. Die resultierenden Embryonen werden dann in die Gebärmutter der Empfängerin übertragen. Diese Methode hat sich als sehr effektiv erwiesen, da die Eizellen der Spenderin in der Regel jünger und von höherer Qualität sind, was die Chancen auf eine erfolgreiche Schwangerschaft erhöht.

Die Entscheidung für eine Eizellspende kann sowohl aufregend als auch emotional herausfordernd sein. Viele Frauen empfinden eine Mischung aus Hoffnung und Traurigkeit, da sie nicht mit ihren eigenen Eizellen schwanger werden können. Es ist wichtig, die eigenen Gefühle zu erkennen und die Möglichkeit der Unterstützung durch Fachleute oder Selbsthilfegruppen in Betracht zu ziehen.

Sprich offen mit deinem Arzt über den Prozess der Eizellspende und welche Schritte erforderlich sind. Der Austausch mit anderen Frauen, die ähnliche Erfahrungen gemacht haben, kann dir helfen, dich weniger allein zu fühlen. Unterstützung von Partnern und Familienmitgliedern ist ebenfalls wichtig, um diese Reise emotional zu bewältigen.

Die Erfolgsraten bei IVF mit Eizellspende sind oft höher als bei IVF mit eigenen Eizellen, insbesondere bei älteren Frauen. Studien zeigen, dass die Wahrscheinlichkeit einer Schwangerschaft bei Verwendung von Eizellen von einer jungen Spenderin zwischen 50 und 60% pro Zyklus liegen kann.

IVF und Kryokonservierung

Die Kryokonservierung ist eine Methode zur Einfrierung von Eizellen, Spermien oder Embryonen, die es Paaren ermöglicht, ihre Fruchtbarkeit zu bewahren und den Zeitpunkt einer Schwangerschaft flexibel zu gestalten. Dies ist besonders vorteilhaft für Frauen, die ihre Eizellen zu einem späteren Zeitpunkt verwenden möchten, oder für Paare, die aus medizinischen Gründen einen Verzögerungszeitraum benötigen.

Während des IVF-Prozesses können überzählige Embryonen, die nicht sofort verwendet werden, kryokonserviert werden. Diese werden bei sehr niedrigen Temperaturen eingefroren, sodass sie zu einem späteren Zeitpunkt aufgetaut und verwendet werden können. Auch die Kryokonservierung von Eizellen ist eine gängige Praxis, die es Frauen ermöglicht, ihre Fruchtbarkeit zu erhalten, während sie noch jünger sind.

Die Möglichkeit der Kryokonservierung bietet vielen Paaren ein Gefühl der Sicherheit und Flexibilität. Es kann beruhigend sein zu wissen, dass gesunde Eizellen oder Embryonen für zukünftige Versuche zur Verfügung stehen. Dennoch können auch Sorgen über die Erfolgschancen nach dem Auftauen und die Ungewissheit über die Zukunft bestehen.

Wenn du an der Kryokonservierung interessiert bist, sprich mit deinem Arzt über den Prozess und die potenziellen Vorzüge. Es ist wichtig, alle Fragen zu klären und realistische Erwartungen an die Erfolgschancen zu haben.

Die Kryokonservierung hat sich in den letzten Jahren als sicher und effektiv erwiesen. Studien zeigen, dass die

Überlebensrate von aufgetauten Eizellen und Embryonen hoch ist, und viele Frauen haben mit dieser Methode erfolgreiche Schwangerschaften erreicht.

IVF und Mehrlingsschwangerschaften

Die In-vitro-Fertilisation (IVF) ist eine bewährte Methode zur Behandlung von Unfruchtbarkeit, hat jedoch auch das Potenzial, Mehrlingsschwangerschaften hervorzurufen. Bei der IVF können mehrere Embryonen erzeugt werden, und häufig werden mehr als ein Embryo in die Gebärmutter transferiert, um die Chancen auf eine Schwangerschaft zu erhöhen.

Die Wahrscheinlichkeit von Mehrlingsschwangerschaften steigt, wenn mehrere Embryonen implantiert werden. Bei einer IVF-Behandlung kann die Übertragung von zwei oder mehr Embryonen zu einer Zwillings- oder sogar Drillingsschwangerschaft führen. Während dies für viele Paare eine erfreuliche Aussicht sein kann, birgt eine Mehrlingsschwangerschaft auch höhere Risiken, sowohl für die Mutter als auch für die Babys. Diese Risiken können frühzeitige Wehen, niedriges Geburtsgewicht und Komplikationen während der Geburt umfassen.

Die Möglichkeit einer Mehrlingsschwangerschaft kann bei vielen Paaren eine Mischung aus Freude und Besorgnis hervorrufen. Während die Aussicht, Zwillinge oder Drillinge zu bekommen, aufregend ist, können die damit verbundenen Herausforderungen überwältigend wirken. Es ist wichtig, offen über diese Ängste zu sprechen und sich emotionale Unterstützung zu suchen.

Sprich mit deinem Arzt über die Risiken und Vorteile einer Mehrlingsschwangerschaft. Eine gute Kommunikation über deine Wünsche und Ängste kann dir helfen, die bestmögliche Entscheidung für deine Behandlung zu treffen. Der Austausch mit anderen Eltern von Mehrlingen kann ebenfalls hilfreich sein, um praktische Ratschläge und Unterstützung zu erhalten.

Die Rate von Mehrlingsschwangerschaften liegt bei IVF-Behandlungen höher als bei natürlichen Schwangerschaften. Statistiken zeigen, dass etwa 20 bis 30% der IVF-Schwangerschaften Zwillings- oder Mehrlingsschwangerschaften sind. Die Entscheidung, wie viele Embryonen übertragen werden sollen, sollte individuell und in Absprache mit dem behandelnden Arzt getroffen werden.

IVF und Spermaspende

Die Verwendung von Spermaspenden kann für viele Paare und alleinstehende Frauen eine wertvolle Option sein, wenn der Partner unfruchtbar ist oder wenn keine Partnerbeziehung besteht. Bei der IVF mit Spermaspende wird das Spermium eines Spenders verwendet, um die Eizellen der Frau zu befruchten.

Bei der IVF mit Spermaspende werden die Eizellen der Frau mit den aufbereiteten Spermien des Spenders im Labor befruchtet. Die resultierenden Embryonen werden dann in die Gebärmutter transferiert. Spermien von Spendern werden in vielen Spermabanken gesammelt und sorgfältig auf genetische Krankheiten getestet, um die Gesundheit der zukünftigen Kinder zu gewährleisten.

Die Entscheidung, eine Spermaspende in Betracht zu ziehen, kann emotional herausfordernd sein. Viele Frauen und Paare empfinden eine Mischung aus Hoffnung und Unsicherheit. Fragen zur Identität des Spenders und die Auswirkungen auf das Kind können für viele von Bedeutung sein. Es ist wichtig, sich Zeit zu nehmen, um alle Aspekte dieser Entscheidung zu berücksichtigen und Unterstützung zu suchen.

Informiere dich gründlich über den Prozess der Spermienauswahl und bespreche alle Fragen mit deinem Arzt oder der Klinik. Der Austausch mit anderen Frauen oder Paaren, die ähnliche Erfahrungen gemacht haben, kann ebenfalls hilfreich sein, um das emotionale Gewicht dieser Entscheidung zu verstehen und zu bewältigen.

Die Erfolgsraten der IVF mit Spermaspende sind vergleichbar mit denen der regulären IVF. Je nach Alter der Frau und anderen Faktoren liegen die Schwangerschaftsraten zwischen 20 und 40% pro Zyklus. Die Verwendung von gespendeten Spermien hat vielen Frauen und Paaren die Möglichkeit gegeben, ihre Familienwünsche zu verwirklichen.

Kaiserschnitt

Ein Kaiserschnitt, auch als sectio caesarea bekannt, ist ein chirurgischer Eingriff, bei dem das Baby durch einen Schnitt in der Bauchdecke und der Gebärmutter geboren wird. Diese Methode kann aus verschiedenen Gründen gewählt werden, einschließlich gesundheitlicher Komplikationen für die Mutter oder das Baby oder wenn das Baby in einer ungünstigen Position liegt.

Kaiserschnitte können geplant oder notfallmäßig durchgeführt werden. Geplante Kaiserschnitte finden häufig statt, wenn Risikofaktoren wie Mehrlingsschwangerschaften oder vorherige Kaiserschnitte bestehen. Notfall-Kaiserschnitte werden in der Regel durchgeführt, wenn es während der Wehen zu Komplikationen kommt, die die Gesundheit von Mutter oder Kind gefährden könnten.

Die Entscheidung für einen Kaiserschnitt kann bei Frauen unterschiedliche Emotionen hervorrufen. Einige fühlen sich erleichtert, da es eine sichere Option für die Geburt darstellt, während andere mit Gefühlen von Enttäuschung oder Verlust kämpfen, da sie sich eine natürliche Geburt gewünscht haben. Es ist wichtig, diese Gefühle anzuerkennen und gegebenenfalls Unterstützung zu suchen.

Sprich offen mit deinem Arzt über die Gründe für den Kaiserschnitt und was du während des Verfahrens erwarten kannst. Es ist hilfreich, sich im Voraus über den Eingriff zu informieren und alle Fragen zu klären, um Ängste zu reduzieren. Unterstützende Informationen von Fachleuten oder anderen Müttern können ebenfalls helfen.

Kaiserschnitte machen in vielen Ländern etwa 20 bis 30% der Geburten aus. Während die meisten Frauen nach einem Kaiserschnitt gesund sind, kann es eine längere Erholungszeit erfordern als bei einer vaginalen Geburt. Nach einem Kaiserschnitt haben viele Frauen die Möglichkeit, beim nächsten Kind eine vaginale Geburt zu versuchen, sofern dies medizinisch ratsam ist.

Karies in der Schwangerschaft

Karies ist eine häufige Zahnkrankheit, die durch Bakterien verursacht wird und zur Zerstörung der Zahnhartsubstanz führt. Während der Schwangerschaft können hormonelle Veränderungen und unzureichende Mundhygiene das Risiko für Karies erhöhen.

Hormonelle Schwankungen während der Schwangerschaft können das Zahnfleisch empfindlicher machen und zu Zahnfleischentzündungen führen. Zudem können viele Frauen während der Schwangerschaft eine Veränderung ihrer Essgewohnheiten erfahren, die oft einen Anstieg von zuckerhaltigen Lebensmitteln umfasst, was das Kariesrisiko erhöht. Es ist wichtig, regelmäßige Zahnarztbesuche einzuplanen und eine gute Mundhygiene aufrechtzuerhalten, um Zahnprobleme zu vermeiden.

Das Wissen um das Risiko von Karies kann bei schwangeren Frauen Besorgnis hervorrufen, insbesondere wenn sie sich auch um die Gesundheit ihres Babys kümmern. Zahngesundheit ist ein wichtiges Thema, und es kann belastend sein, wenn man sich Gedanken über mögliche Zahnerkrankungen während der Schwangerschaft macht.

Stelle sicher, dass du während der Schwangerschaft regelmäßig zum Zahnarzt gehst und eine gründliche Mundhygiene pflegst. Eine ausgewogene Ernährung, die arm an Zucker ist, kann ebenfalls helfen, das Risiko von Karies zu reduzieren. Wenn du Bedenken hast, sprich mit deinem Zahnarzt über sichere Behandlungsoptionen während der Schwangerschaft.

Studien zeigen, dass schwangere Frauen ein erhöhtes Risiko für Karies haben, insbesondere wenn sie keine regelmäßige Zahnpflege betreiben. Die meisten zahnärztlichen Behandlungen sind während der Schwangerschaft sicher, aber es ist wichtig, diese mit deinem Zahnarzt zu besprechen, um die Gesundheit von dir und deinem Baby zu schützen.

Kinderkrankheiten in der Schwangerschaft

Kinderkrankheiten sind infektiöse Erkrankungen, die in der Kindheit auftreten, wie Masern, Mumps oder Röteln. Eine Infektion mit diesen Krankheiten während der Schwangerschaft kann ernsthafte Komplikationen für das ungeborene Kind verursachen.

Bestimmte Kinderkrankheiten können in der Schwangerschaft zu schweren gesundheitlichen Problemen führen, darunter Fehlgeburten, Frühgeburten oder Entwicklungsstörungen. Die Röteln sind besonders besorgniserregend, da eine Infektion während der ersten Schwangerschaftsdritte zu schweren Geburtsschäden führen kann. Es ist wichtig, vor der Schwangerschaft den Impfstatus zu überprüfen und gegebenenfalls Auffrischungsimpfungen durchzuführen.

Die Angst vor einer Infektion mit Kinderkrankheiten während der Schwangerschaft kann bei werdenden Müttern große Sorgen auslösen. Die Ungewissheit darüber, ob eine Krankheit Auswirkungen auf die Gesundheit des Kindes haben könnte, ist emotional belastend.

Sprich mit deinem Arzt über deinen Impfstatus und die möglichen Risiken von Kinderkrankheiten. Informiere dich über geeignete Schutzmaßnahmen und achte auf eine gesunde Lebensweise, um dein Immunsystem zu stärken. Es kann auch hilfreich sein, sich mit anderen schwangeren Frauen auszutauschen, um Informationen und Unterstützung zu teilen.

Die Impfung gegen Kinderkrankheiten ist der beste Schutz. In Ländern mit hohen Impfquoten sind schwere Verläufe bei schwangeren Frauen und deren Neugeborenen deutlich seltener. Durch geeignete Vorsorgemaßnahmen können die Risiken für schwangere Frauen und ihre Babys erheblich reduziert werden.

Kinderwunsch bei älteren Frauen

Der Kinderwunsch bei älteren Frauen ist ein zunehmend häufiges Thema, da viele Frauen heute Karriere und persönliche Entwicklung priorisieren, bevor sie eine Familie gründen. Während viele Frauen in ihren späten 30ern und 40ern schwanger werden, kann das Alter auch Herausforderungen mit sich bringen.

Die Fruchtbarkeit nimmt mit zunehmendem Alter ab, insbesondere nach dem 35. Lebensjahr. Die Qualität der Eizellen und die Hormone, die für den Eisprung verantwortlich sind, können beeinträchtigt werden. Dies kann zu längeren Zeiten der Empfängnis oder zu einem erhöhten Risiko für Fehlgeburten und genetische Anomalien führen. Viele Frauen entscheiden sich für assistierte Reproduktionstechniken wie IVF, um ihre Chancen auf eine Schwangerschaft zu erhöhen.

Der Wunsch, schwanger zu werden, kann bei älteren Frauen mit einem hohen emotionalen Druck verbunden sein. Die

Balance zwischen dem Drang, eine Familie zu gründen, und den Herausforderungen, die das Alter mit sich bringt, kann überwältigend sein. Frauen können sich auch Sorgen über die Gesundheit ihrer Schwangerschaft oder die Möglichkeit von Komplikationen machen.

Es ist wichtig, offen über deinen Kinderwunsch zu sprechen und sich von einem Facharzt beraten zu lassen, um realistische Erwartungen zu setzen. Informationen über die Möglichkeiten der Fruchtbarkeitsbehandlung können hilfreich sein, um den Weg zur Schwangerschaft zu erleichtern. Emotionale Unterstützung durch Partner, Freunde oder Selbsthilfegruppen kann ebenfalls sehr wertvoll sein.

Die Wahrscheinlichkeit einer erfolgreichen Schwangerschaft bei Frauen über 35 nimmt mit steigendem Alter ab, aber viele Frauen haben dennoch gesunde Schwangerschaften. Mit modernen Techniken zur Unterstützung der Fruchtbarkeit haben Frauen in ihren späten 30ern und 40ern gute Chancen, schwanger zu werden.

Kinderwunschberatung

Die Kinderwunschberatung ist ein wertvolles Angebot für Paare, die Schwierigkeiten haben, schwanger zu werden, oder die ihre Optionen erkunden möchten. Diese Beratung hilft, emotionale Unterstützung zu bieten und den Weg zur Familiengründung zu ebnen.

In einer Kinderwunschberatung werden verschiedene Aspekte der Fruchtbarkeit behandelt, einschließlich medizinischer, psychologischer und sozialer Faktoren.

Berater helfen Paaren, ihre Optionen zu verstehen, und unterstützen sie dabei, informierte Entscheidungen über Behandlungen oder alternative Wege zur Elternschaft zu treffen.

Die Unterstützung durch Fachleute kann für viele Paare eine große Erleichterung sein. Kinderwunschberatung bietet einen sicheren Raum, um Ängste, Sorgen und Hoffnungen zu besprechen. Viele Paare empfinden es als hilfreich, ihre Gefühle mit jemandem zu teilen, der Erfahrung mit dem Thema hat.

Wenn du Schwierigkeiten hast, schwanger zu werden, ziehe in Erwägung, eine Kinderwunschberatung in Anspruch zu nehmen. Suche einen Berater oder Psychologen, der auf Fertilitätsprobleme spezialisiert ist. Offene Gespräche über deinen Wunsch nach Kindern können dir helfen, besser mit den Herausforderungen umzugehen.

Studien zeigen, dass Paare, die eine Kinderwunschberatung in Anspruch nehmen, oft besser mit den emotionalen Belastungen umgehen können. Der Austausch mit Fachleuten kann die Erfolgsaussichten für eine Schwangerschaft erhöhen, indem er den Paaren dabei hilft, die bestmöglichen Entscheidungen zu treffen.

Kinderwunschklinik

Eine Kinderwunschklinik ist eine spezialisierte Einrichtung, die Paare und Einzelpersonen auf ihrem Weg zur Elternschaft unterstützt. Diese Kliniken bieten umfassende Diagnosen, Behandlungen und Beratung für Menschen mit Fruchtbarkeitsproblemen.

In einer Kinderwunschklinik werden verschiedene medizinische Behandlungen angeboten, darunter In-vitro-Fertilisation (IVF), intrazytoplasmatische Spermieninjektion (ICSI) und andere assistierte Reproduktionstechniken. Die Klinik wird von einem Team aus Fruchtbarkeitsspezialisten, Gynäkologen, Endokrinologen und anderen Fachleuten geleitet, die eng zusammenarbeiten, um die besten Ergebnisse für die Patienten zu erzielen.

Der Besuch einer Kinderwunschklinik kann für viele Paare sowohl Hoffnung als auch Stress mit sich bringen. Während die Möglichkeit, Hilfe zu erhalten, ermutigend ist, kann der Prozess auch mit Ängsten und Ungewissheiten verbunden sein. Eine Kinderwunschklinik bietet oft auch psychologische Unterstützung an, um den Patienten bei den emotionalen Herausforderungen zu helfen.

Wenn du darüber nachdenkst, eine Kinderwunschklinik aufzusuchen, informiere dich über die angebotenen Behandlungen und den Ablauf der Verfahren. Es ist wichtig, Fragen zu stellen und dich wohl zu fühlen, während du mit Fachleuten sprichst. Der Austausch mit anderen, die ähnliche Erfahrungen gemacht haben, kann dir ebenfalls helfen.

Die Erfolgsraten in Kinderwunschkliniken variieren je nach Alter, Gesundheitszustand und Behandlungsmethode. Statistisch gesehen haben Frauen unter 35 Jahren die höchsten Erfolgsaussichten bei IVF-Behandlungen, mit einer Wahrscheinlichkeit von bis zu 40% pro Zyklus.

Kinderwunschpsychologie

Die Kinderwunschpsychologie ist ein spezialisierter Bereich, der sich mit den emotionalen und psychologischen Aspekten des Kinderwunsches und der Fruchtbarkeit beschäftigt. Paare, die Schwierigkeiten haben, schwanger zu werden, können von psychologischer Unterstützung profitieren.

Kinderwunschpsychologen helfen Paaren, mit den psychischen Belastungen umzugehen, die mit Unfruchtbarkeit verbunden sind. Sie bieten Therapien an, die darauf abzielen, Stress, Angst und emotionale Belastungen zu reduzieren, während sie auch Bewältigungsmechanismen entwickeln, um mit den Herausforderungen umzugehen.

Die psychologischen Auswirkungen von Fruchtbarkeitsproblemen können tiefgreifend sein. Viele Paare erleben Gefühle von Trauer, Scham und Frustration. Kinderwunschpsychologen bieten einen sicheren Raum, um diese Gefühle zu erkunden und einen Weg zu finden, um mit der emotionalen Achterbahnfahrt umzugehen.

Wenn du Schwierigkeiten hast, mit dem emotionalen Stress umzugehen, der mit dem Kinderwunsch verbunden ist, ziehe in Erwägung, mit einem Kinderwunschpsychologen zu sprechen. Sie können dir helfen, deine Emotionen zu verarbeiten und dir Strategien an die Hand geben, um mit den Herausforderungen umzugehen. Unterstützung durch Partner, Familie oder Selbsthilfegruppen kann ebenfalls von großem Wert sein.

Studien zeigen, dass Paare, die psychologische Unterstützung in Anspruch nehmen, oft besser mit dem

Stress der Fertilitätsbehandlung umgehen können. Der Zugang zu psychologischer Unterstützung kann die emotionalen Auswirkungen von Unfruchtbarkeit mindern und die Erfolgschancen auf eine Schwangerschaft erhöhen.

Kinderwunsch und LGBTQ+

Der Kinderwunsch ist universell und betrifft Menschen unabhängig von ihrer sexuellen Orientierung oder Geschlechtsidentität. Dank medizinischer Fortschritte und gesellschaftlicher Entwicklungen haben heute auch LGBTQ+ Paare verschiedene Optionen, um eine Familie zu gründen. Dennoch stehen sie oft vor einzigartigen medizinischen, rechtlichen und emotionalen Herausforderungen. Diese betreffen nicht nur die Möglichkeit, biologische Kinder zu bekommen, sondern auch die rechtliche Anerkennung beider Partner als Eltern sowie gesellschaftliche Hürden. In diesem Text werden die wichtigsten medizinischen und rechtlichen Aspekte für LGBTQ+ Paare ausführlich erklärt, um ihnen eine Orientierung zu bieten.

Medizinische Optionen für LGBTQ+ Paare

Für LGBTQ+ Paare gibt es eine Vielzahl von medizinischen Wegen, eine Schwangerschaft herbeizuführen oder Eltern zu werden. Die Wahl der Methode hängt von der sexuellen Orientierung, der Geschlechtsidentität sowie den individuellen Wünschen und gesundheitlichen Voraussetzungen des Paares ab.

Künstliche Befruchtung und Insemination

Lesbische Paare nutzen häufig die **künstliche Befruchtung** als Methode, um eine Schwangerschaft zu erreichen. Diese

Methode kann über einen medizinischen Eingriff (Insemination) erfolgen oder, wenn es gewünscht wird, auch durch den Einsatz eines Spenders aus dem sozialen Umfeld. Zwei Hauptmethoden sind:

Intrauterine Insemination (IUI): Hierbei wird das Sperma eines Spenders direkt in die Gebärmutter eingeführt, um die Wahrscheinlichkeit einer Schwangerschaft zu erhöhen. Es handelt sich um eine unkomplizierte und relativ kostengünstige Methode, die oft in spezialisierten Kinderwunschkliniken durchgeführt wird.

In-vitro-Fertilisation (IVF): Die IVF ist eine Methode, bei der die Eizellen der Frau außerhalb ihres Körpers befruchtet werden. Der Embryo wird dann in die Gebärmutter der Frau eingesetzt. Diese Methode wird häufig bei medizinischen Problemen, wie zum Beispiel bei Unfruchtbarkeit, eingesetzt oder wenn mehrere Versuche der IUI nicht erfolgreich waren.

Die Wahl des Spermaspenders ist für lesbische Paare ein wichtiger Aspekt. Es gibt verschiedene Optionen:

Anonyme Spende: Hier wird das Sperma über eine Samenbank bezogen. Der Spender bleibt anonym, und in der Regel werden umfangreiche medizinische und genetische Untersuchungen durchgeführt, um die Qualität und Sicherheit der Spende zu gewährleisten. Dies ist eine gängige Option, wenn Paare den Spender nicht kennen möchten.

Bekannter Spender: Einige Paare bevorzugen es, einen Freund oder eine andere bekannte Person als Spender zu wählen. Dieser Ansatz bietet den Vorteil, dass der Spender Teil des Lebens des Kindes sein kann, bringt aber auch rechtliche und emotionale Herausforderungen mit sich. In solchen Fällen ist es wichtig, die rechtlichen Aspekte der Elternschaft und des Sorgerechts im Vorfeld zu klären.

Leihmutterschaft und Eizellspende

Für schwule Paare ist die **Leihmutterschaft** oft der einzige Weg, ein biologisch eigenes Kind zu bekommen. In diesem Fall wird das Sperma eines der Männer verwendet, um die Eizelle einer Spenderin zu befruchten, und der Embryo wird dann in den Körper einer Leihmutter eingesetzt, die das Kind austrägt.

Die Leihmutterschaft setzt sich aus zwei wichtigen Komponenten zusammen:

Eizellspende: Da schwule Paare keine eigenen Eizellen beisteuern können, benötigen sie eine Eizellspende. Die Spenderin kann anonym sein (etwa über eine Eizellbank) oder eine bekannte Person, wie eine Freundin oder Verwandte. Eizellspenderinnen durchlaufen umfangreiche medizinische und genetische Tests, um sicherzustellen, dass die Eizellen gesund sind und keine genetischen Risiken bergen.

Leihmutterschaft: Die Leihmutter trägt das Baby aus, bis es geboren wird. Es gibt zwei Arten der Leihmutterschaft:

Traditionelle Leihmutterschaft: Hierbei wird die Leihmutter selbst genetisch mit dem Kind verwandt, da ihre Eizelle verwendet wird. Diese Form der Leihmutterschaft ist rechtlich und emotional oft komplexer, da die Leihmutter die biologische Mutter des Kindes ist.

Gestationelle Leihmutterschaft: Bei dieser Methode wird die Eizelle einer anderen Frau (Spenderin) verwendet, und die Leihmutter trägt nur den Embryo aus. In diesem Fall besteht keine genetische Verbindung zwischen der Leihmutter und dem Kind. Diese Methode ist in den meisten

Ländern die bevorzugte Form der Leihmutterschaft, da die rechtlichen und emotionalen Verwicklungen geringer sind.

Die **Leihmutterschaft ist rechtlich in vielen Ländern stark reguliert** oder sogar verboten. Deshalb reisen viele schwule Paare ins Ausland, um eine Leihmutter zu finden, insbesondere in Länder, in denen Leihmutterschaft legal und etabliert ist, wie in den USA, Kanada oder der Ukraine. Es ist jedoch wichtig, sich der rechtlichen Komplexität bewusst zu sein: Die rechtliche Elternschaft muss oft im Herkunftsland des Paares formell anerkannt werden, und in einigen Ländern kann es problematisch sein, die Rechte des nicht-biologischen Vaters oder des Partners sicherzustellen.

Co-Parenting: Eine alternative Möglichkeit für LGBTQ+ Paare ist das **Co-Parenting**. Hierbei teilen sich zwei oder mehr Personen, die nicht in einer romantischen Beziehung stehen, die Elternschaft. Zum Beispiel könnten ein schwules Paar und ein lesbisches Paar sich zusammenschließen, um gemeinsam ein Kind zu bekommen und zu erziehen. In diesem Fall kann einer der Männer das Kind durch eine Insemination bei einer der Frauen zeugen. Alle beteiligten Elternteile teilen sich dann die Erziehung und die Verantwortung.

Co-Parenting erfordert eine genaue Absprache über die Rechte und Pflichten jedes Elternteils. Da in solchen Fällen häufig mehrere Erwachsene beteiligt sind, ist es wichtig, vorab klare rechtliche Vereinbarungen zu treffen, um mögliche Konflikte zu vermeiden. Ein schriftlicher Vertrag kann dabei helfen, die Erwartungen und Verantwortlichkeiten festzuhalten.

Transgender-Elternschaft: Für transgender Menschen gibt es ebenfalls verschiedene Möglichkeiten, Eltern zu werden. Transfrauen (Frauen, die bei der Geburt als männlich eingestuft wurden) können Sperma einfrieren lassen, bevor sie mit der Hormontherapie oder einer geschlechtsangleichenden Operation beginnen. Auf diese Weise können sie später durch eine künstliche Befruchtung oder Leihmutterschaft biologische Kinder haben.

Transmänner (Männer, die bei der Geburt als weiblich eingestuft wurden) haben die Möglichkeit, selbst ein Kind auszutragen, sofern sie noch eine Gebärmutter haben und keine vollständige Geschlechtsangleichung vorgenommen wurde. Auch hier kann das Sperma eines Spenders oder eines Partners verwendet werden. Die Entscheidung, eine Schwangerschaft auszutragen, kann jedoch emotionale und medizinische Herausforderungen mit sich bringen, insbesondere wenn die Hormontherapie unterbrochen werden muss, um eine Schwangerschaft zu ermöglichen.

Rechtliche Aspekte für LGBTQ+ Paare: Neben den medizinischen Herausforderungen gibt es für LGBTQ+ Paare häufig rechtliche Hürden, die es zu überwinden gilt. Diese sind von Land zu Land unterschiedlich geregelt, und es ist essenziell, sich frühzeitig über die rechtlichen Rahmenbedingungen zu informieren, um sicherzustellen, dass beide Partner rechtlich als Eltern anerkannt werden.

Rechtliche Elternschaft: Während heterosexuelle Paare automatisch als rechtliche Eltern eines Kindes anerkannt werden, sobald es geboren ist, ist dies bei LGBTQ+ Paaren oft komplizierter. In vielen Ländern muss der nicht-biologische Elternteil, beispielsweise die Partnerin einer lesbischen Mutter oder der Partner in einem schwulen Paar, das Kind rechtlich adoptieren, um die volle rechtliche Elternschaft zu erlangen. Dies wird als **Stiefkindadoption** oder **gemeinsame Adoption** bezeichnet. Es ist wichtig, diesen Schritt zu unternehmen, um sicherzustellen, dass der nicht-biologische Elternteil alle elterlichen Rechte hat, insbesondere im Falle von Trennung oder Todesfall des biologischen Elternteils.

In Ländern, in denen die gleichgeschlechtliche Ehe anerkannt ist, haben Paare oft mehr Rechte, was die gemeinsame Elternschaft betrifft. Dennoch ist es ratsam, auch in diesen Ländern rechtliche Maßnahmen zu ergreifen, um die elterlichen Rechte beider Partner formell zu sichern.

Leihmutterschaft und internationale rechtliche Fragen: Leihmutterschaft ist in vielen Ländern verboten oder stark reguliert, was insbesondere für schwule Paare eine Herausforderung darstellen kann. In Ländern, in denen Leihmutterschaft legal ist, müssen Paare sicherstellen, dass sie die rechtlichen Anforderungen sowohl im Herkunftsland der Leihmutter als auch in ihrem Heimatland erfüllen. Dies kann den Abschluss eines rechtlichen Vertrags mit der Leihmutter, die Beantragung der rechtlichen Elternschaft nach der Geburt und die Anerkennung der Elternschaft in ihrem eigenen Land umfassen. Es kann notwendig sein, das Kind nach der Geburt zu adoptieren, um die rechtlichen Rechte zu sichern.

Adoption: Adoption ist eine weitere Option für LGBTQ+ Paare, um eine Familie zu gründen. In vielen Ländern ist die gemeinsame Adoption für gleichgeschlechtliche Paare mittlerweile legal, aber in einigen Ländern sind gleichgeschlechtliche Paare immer noch rechtlichen Einschränkungen ausgesetzt. In solchen Fällen kann es sein, dass nur ein Partner das Kind adoptieren kann, während der andere Partner keine rechtlichen Elternrechte erhält. Es ist wichtig, sich im Vorfeld genau über die lokalen Gesetze zu informieren und gegebenenfalls rechtliche Beratung in Anspruch zu nehmen, um sicherzustellen, dass beide Partner als Eltern anerkannt werden.

Emotionale und psychologische Aspekte: Der Weg zur Elternschaft kann für LGBTQ+ Paare emotional herausfordernd sein. Häufig müssen sie längere und komplexere Wege gehen als heterosexuelle Paare, was zu Frustration, Unsicherheit und Stress führen kann. Besonders medizinische Verfahren wie künstliche Befruchtung oder Leihmutterschaft erfordern Geduld und oft auch finanzielle Investitionen. Es ist wichtig, sich dabei nicht allein zu fühlen. Viele Paare finden Unterstützung in LGBTQ+-freundlichen Kliniken, psychologischer Beratung oder Selbsthilfegruppen. Diese Unterstützung kann helfen, die emotionale Belastung zu reduzieren und den Prozess der Familiengründung positiver zu gestalten.

Zusammenfassung: Für LGBTQ+ Paare gibt es heute eine Vielzahl von medizinischen und rechtlichen Möglichkeiten, eine Familie zu gründen. Von der künstlichen Befruchtung und Leihmutterschaft bis hin zu Co-Parenting und Adoption stehen moderne medizinische Verfahren zur Verfügung, die den Traum von der Elternschaft auch für gleichgeschlechtliche Paare ermöglichen. Allerdings sind diese Wege oft mit spezifischen rechtlichen und emotionalen Herausforderungen verbunden. Es ist daher essenziell, sich frühzeitig über die geltenden Gesetze zu informieren, die medizinischen Optionen genau zu verstehen und die Unterstützung von Fachleuten in Anspruch zu nehmen, um den Weg zur Elternschaft so reibungslos wie möglich zu gestalten. Mit der richtigen Vorbereitung und Unterstützung können LGBTQ+ Paare ihren Kinderwunsch erfolgreich verwirklichen und ihren Traum von einer eigenen Familie realisieren.

Klinische Studien bei Unfruchtbarkeit

Klinische Studien bei Unfruchtbarkeit sind Forschungsprojekte, die darauf abzielen, neue Behandlungsmethoden und Therapien zu testen, um die Chancen auf eine Schwangerschaft zu erhöhen. Diese Studien sind wichtig, um evidenzbasierte Praktiken in der Fertilitätsmedizin zu entwickeln.

Klinische Studien können verschiedene Phasen umfassen, von der frühen Forschung bis hin zu großen, randomisierten Studien. Sie können sich mit einer Vielzahl von Themen befassen, einschließlich der Wirksamkeit neuer Medikamente, Techniken zur assistierten Reproduktion oder Ansätzen zur Verbesserung der Spermienqualität. Patienten, die an klinischen Studien teilnehmen, haben oft Zugang zu den neuesten Technologien und Behandlungen, die möglicherweise noch nicht allgemein verfügbar sind.

Die Teilnahme an einer klinischen Studie kann sowohl Hoffnung als auch Bedenken hervorrufen. Viele Paare sehen dies als Chance, ihre Fruchtbarkeit zu verbessern, während andere sich über die Risiken und den Verlauf des

Forschungsprojekts Gedanken machen. Es ist wichtig, die Informationen über die Studie vollständig zu verstehen und mit dem betreuenden Arzt zu sprechen, um informierte Entscheidungen zu treffen.
Wenn du darüber nachdenkst, an einer klinischen Studie teilzunehmen, informiere dich über die verschiedenen Möglichkeiten und die spezifischen Anforderungen der Studie. Bespreche deine Fragen und Bedenken offen mit deinem Arzt und lasse dir alle Informationen geben, die du benötigst, um eine informierte Entscheidung zu treffen.
Klinische Studien haben in der Fertilitätsmedizin zu bedeutenden Fortschritten geführt. Die Ergebnisse variieren je nach Art der Studie und den eingeschlossenen Patienten, aber viele Studien tragen dazu bei, das Verständnis und die Behandlungsmöglichkeiten für Unfruchtbarkeit kontinuierlich zu verbessern.

Klimakterium und Fruchtbarkeit

Das Klimakterium, oft auch als Wechseljahre bezeichnet, ist eine natürliche Lebensphase, die bei Frauen typischerweise zwischen dem 45. und 55. Lebensjahr eintritt. In dieser Zeit kommt es zu hormonellen Veränderungen, die die Fruchtbarkeit erheblich beeinflussen können.
Im Klimakterium sinken die Östrogen- und Progesteronspiegel, was zu unregelmäßigen Menstruationszyklen und schließlich zum Ende der Menstruation führt. Diese hormonellen Veränderungen können auch Symptome wie Hitzewallungen, Schlafstörungen und Stimmungsschwankungen

hervorrufen. Die Fruchtbarkeit nimmt in dieser Phase ab, was bedeutet, dass die Wahrscheinlichkeit einer Schwangerschaft geringer wird.

Die Übergangsphase kann für viele Frauen emotional herausfordernd sein. Während einige Frauen den Verlust der Fruchtbarkeit als befreiend empfinden, kämpfen andere mit den körperlichen und psychischen Veränderungen, die damit einhergehen. Es ist wichtig, sich während dieser Zeit Unterstützung zu suchen und die eigenen Gefühle ernst zu nehmen.

Wenn du im Klimakterium bist und dir Sorgen über deine Fruchtbarkeit machst, ist es ratsam, mit einem Arzt zu sprechen. Sie können dir Informationen über die Veränderungen deines Körpers geben und dir helfen, mögliche Behandlungsoptionen für begleitende Symptome anzubieten.

Die Fruchtbarkeit nimmt im Klimakterium allmählich ab, und viele Frauen erleben in dieser Zeit Veränderungen im Menstruationszyklus. Statistiken zeigen, dass die Wahrscheinlichkeit einer Schwangerschaft nach dem 40. Lebensjahr signifikant sinkt, jedoch gibt es auch Berichte über Frauen, die in den Wechseljahren noch schwanger wurden.

Kleinkindphase

Die Kleinkindphase erstreckt sich etwa von 1 bis 3 Jahren und ist eine aufregende und herausfordernde Zeit für Eltern und Kinder. In dieser Phase entwickeln Kinder ihre motorischen Fähigkeiten, Sprache und soziale Fähigkeiten.

Kleinkinder durchlaufen in dieser Zeit wichtige Entwicklungsmeilensteine, darunter das Laufen, Sprechen und das Erlernen von Grundfähigkeiten wie Essen und Anziehen. Eltern spielen eine entscheidende Rolle bei der Förderung dieser Fähigkeiten durch Spiel, Interaktion und Vorbildverhalten. Regelmäßige Untersuchungen beim Kinderarzt sind wichtig, um das Wachstum und die Entwicklung des Kindes zu überwachen.

Die Kleinkindphase kann für Eltern sowohl erfüllend als auch herausfordernd sein. Kinder in diesem Alter sind oft neugierig und aktiv, was zu zahlreichen schönen Momenten, aber auch zu Frustrationen führen kann. Eltern müssen oft Geduld aufbringen, während sie lernen, die Bedürfnisse ihres Kindes zu verstehen und darauf einzugehen.

Es ist wichtig, in dieser Phase aktiv mit deinem Kind zu interagieren, um seine Entwicklung zu fördern. Nutze Spielzeiten, um die Sprache und motorischen Fähigkeiten zu unterstützen. Suche Unterstützung in der Elternschaftsgruppe oder bei anderen Eltern, um Erfahrungen auszutauschen und voneinander zu lernen.

Studien zeigen, dass die Qualität der frühen Erziehung einen erheblichen Einfluss auf die spätere Entwicklung eines Kindes hat. Eine positive, unterstützende Umgebung während der Kleinkindphase kann die kognitive und soziale Entwicklung eines Kindes nachhaltig fördern.

Komplikationen bei Schwangerschaft

Komplikationen während der Schwangerschaft können das Wohlbefinden von Mutter und Kind gefährden. Es ist wichtig, sich über potenzielle Probleme bewusst zu sein und regelmäßig Vorsorgeuntersuchungen in Anspruch zu nehmen.

Psychologische und emotionale Auswirkungen bei Komplikationen

Die Möglichkeit von Komplikationen kann bei schwangeren Frauen erhebliche Ängste und Sorgen hervorrufen. Viele Frauen fühlen sich überfordert und besorgt über die Gesundheit ihres Babys und ihr eigenes Wohlbefinden. Es ist wichtig, diese Gefühle ernst zu nehmen und Unterstützung zu suchen, sei es durch den Partner, Familie oder medizinisches Personal.

Komplikationen können in verschiedenen Formen auftreten, einschließlich Schwangerschaftsdiabetes, Präeklampsie, vorzeitige Wehen und Plazentaprobleme. Diese Bedingungen können gesundheitliche Risiken für die Mutter und das Baby darstellen. Eine frühzeitige Erkennung und Behandlung sind entscheidend, um die bestmöglichen Ergebnisse zu gewährleisten.

Regelmäßige Vorsorgeuntersuchungen sind entscheidend, um potenzielle Komplikationen frühzeitig zu erkennen. Sprich offen mit deinem Arzt über alle Symptome, die du bemerkst, und scheue dich nicht, Fragen zu stellen. Eine gute Kommunikation mit dem medizinischen Team kann dazu beitragen, dass du dich während der Schwangerschaft sicherer fühlst.

Die meisten Schwangerschaften verlaufen ohne größere Komplikationen. Statistiken zeigen, dass etwa 10 bis 15% der Schwangerschaften von Komplikationen betroffen sind.

Mit der richtigen medizinischen Betreuung und regelmäßigen Untersuchungen können die meisten Probleme erfolgreich behandelt werden.

Kryokonservierung

Die Kryokonservierung ist ein Verfahren zur langfristigen Lagerung von Eizellen, Spermien oder Embryonen durch Einfrieren. Diese Methode wird häufig in der Fertilitätsmedizin verwendet, um die Fruchtbarkeit zu erhalten oder zu verbessern.

Bei der Kryokonservierung werden die Zellen bei sehr niedrigen Temperaturen eingefroren, um ihre Lebensfähigkeit zu bewahren. Dies kann für Frauen nützlich sein, die ihre Eizellen auf später verschieben möchten, oder für Paare, die überschüssige Embryonen aus einer IVF-Behandlung für zukünftige Versuche lagern möchten. Die Kryokonservierung ist eine sichere und effektive Methode, die vielen Menschen ermöglicht, ihre Familienplanung flexibler zu gestalten.

Die Möglichkeit, Eizellen oder Embryonen einzufrieren, bietet vielen Paaren Hoffnung und Flexibilität. Es kann beruhigend sein, zu wissen, dass die Optionen für die Zukunft bestehen. Dennoch können auch Ängste über den Erfolg nach dem Auftauen oder die emotionale Belastung, die mit der Ungewissheit der Fertilität einhergeht, vorhanden sein.

Wenn du an der Kryokonservierung interessiert bist, sprich mit deinem Arzt über den Prozess und die Vorteile. Informiere dich über die erforderlichen Schritte und welche Vorbereitungen du treffen musst. Es ist auch wichtig, regelmäßig den Zustand der Kryokonservierten Zellen zu überprüfen, um sicherzustellen, dass sie in gutem Zustand bleiben.

Die Erfolgsraten bei der Verwendung kryokonservierter Zellen sind hoch. Studien zeigen, dass die Überlebensrate von aufgetauten Eizellen und Embryonen in der Regel gut ist und viele Frauen erfolgreich schwanger werden, nachdem sie kryokonservierte Zellen verwendet haben.

Künstliche Befruchtung

Die künstliche Befruchtung ist ein Überbegriff für verschiedene Verfahren, die darauf abzielen, die Wahrscheinlichkeit einer Schwangerschaft zu erhöhen, indem Spermien direkt in die Gebärmutter eingeführt werden. Diese Methode ist besonders nützlich für Paare mit Unfruchtbarkeitsproblemen.

Es gibt verschiedene Arten der künstlichen Befruchtung, darunter die intrauterine Insemination (IUI) und die In-vitro-Fertilisation (IVF). Bei der IUI werden aufbereitete Spermien zur fruchtbarsten Zeit in die Gebärmutter eingeführt, um die Chancen auf eine Befruchtung zu erhöhen. Die IVF umfasst die Befruchtung der Eizellen außerhalb des Körpers und die anschließende Rückführung der Embryonen in die Gebärmutter.

Die Entscheidung für eine künstliche Befruchtung kann für Paare eine Mischung aus Hoffnung und Stress mit sich bringen. Während viele die Möglichkeit schätzen, aktiv an ihrem Kinderwunsch zu arbeiten, können die emotionalen Höhen und Tiefen während des Prozesses herausfordernd sein.

Sprich mit deinem Arzt über die verschiedenen Optionen der künstlichen Befruchtung und welche Methode am besten zu deiner Situation passt. Es ist wichtig, realistische Erwartungen zu haben und sich Unterstützung von Fachleuten oder Selbsthilfegruppen zu suchen.

Die Erfolgsraten bei der künstlichen Befruchtung variieren je nach Methode und individuellen Faktoren. Im Durchschnitt liegen die Chancen auf eine erfolgreiche Schwangerschaft bei IUI zwischen 10 und 20% pro Zyklus, während IVF höhere Erfolgsraten aufweist, insbesondere bei Frauen unter 35 Jahren, mit Raten von bis zu 40% pro Zyklus.

Lactoferrin und Schwangerschaft

Lactoferrin ist ein wichtiges Protein, das in der Milch und in verschiedenen Körperflüssigkeiten vorkommt und zahlreiche gesundheitliche Vorteile bietet. In der Schwangerschaft kann Lactoferrin eine wichtige Rolle spielen, um das Immunsystem zu unterstützen und die Gesundheit von Mutter und Kind zu fördern.

Lactoferrin hat antimikrobielle und entzündungshemmende Eigenschaften, die dazu beitragen können, das Immunsystem während der Schwangerschaft zu stärken. Es kann auch eine Rolle bei der Regulation des Eisenstoffwechsels spielen, was für schwangere Frauen von Bedeutung ist, da der Eisenbedarf während dieser Zeit steigt.

Das Wissen um die Vorteile von Lactoferrin kann schwangeren Frauen ein Gefühl von Sicherheit und Wohlbefinden geben. Viele Schwangere sind bestrebt, ihre

Gesundheit und die ihres Babys zu fördern, und Lactoferrin kann als wertvolle Ergänzung angesehen werden.

Wenn du über Lactoferrin nachdenkst, sprich mit deinem Arzt oder einer Ernährungsberaterin über die möglichen Vorteile und Quellen. Einige Frauen entscheiden sich dafür, Lactoferrin-Präparate in ihre Ernährung aufzunehmen, um die Gesundheit während der Schwangerschaft zu unterstützen.

Während Studien zur Wirkung von Lactoferrin auf die Schwangerschaft noch im Gange sind, deuten einige Forschungsergebnisse darauf hin, dass es positive Auswirkungen auf die allgemeine Gesundheit von schwangeren Frauen haben kann. Die Integration von Lactoferrin in die Ernährung kann als Teil eines gesunden Lebensstils in der Schwangerschaft betrachtet werden.

Laparoskopie

Die Laparoskopie ist ein minimalinvasives chirurgisches Verfahren, das häufig zur Diagnose und Behandlung von Fertilitätsproblemen eingesetzt wird. Bei dieser Methode wird ein kleines Instrument mit einer Kamera in den Bauchraum eingeführt, um die inneren Organe zu untersuchen.

Durch die Laparoskopie können Ärzte Bedingungen wie Endometriose, Eileiterblockaden und andere anatomische Anomalien feststellen und gegebenenfalls behandeln. Diese Verfahren bieten den Vorteil einer kürzeren Erholungszeit und weniger postoperative Schmerzen im Vergleich zu traditionellen offenen Operationen.

Die Entscheidung für eine Laparoskopie kann für Frauen emotional belastend sein, da sie oft mit Sorgen über mögliche Befunde und deren Auswirkungen auf die Fruchtbarkeit verbunden ist. Die Möglichkeit, während der Laparoskopie direkt behandelt zu werden, kann jedoch auch Hoffnung geben.

Wenn dir eine Laparoskopie empfohlen wird, informiere dich über den Ablauf und die möglichen Ergebnisse. Sprich mit deinem Arzt über deine Bedenken und Fragen, um ein besseres Verständnis zu gewinnen. Emotionale Unterstützung durch Partner und Familie kann ebenfalls hilfreich sein.

Die Laparoskopie hat sich als effektiv erwiesen, um viele Ursachen von Unfruchtbarkeit zu diagnostizieren und zu behandeln. Viele Frauen berichten von einer verbesserten Fruchtbarkeit nach einer erfolgreichen Laparoskopie, insbesondere wenn diagnostische Probleme wie Endometriose behoben werden konnten.

Lutealphaseninsuffizienz

Die Lutealphaseninsuffizienz ist ein Zustand, bei dem die Lutealphase – die Zeit nach dem Eisprung und vor der Menstruation – nicht ausreichend unterstützt wird, um eine Schwangerschaft aufrechtzuerhalten. Diese Insuffizienz kann zu Problemen bei der Einnistung und somit zu Fehlgeburten führen.

In der Lutealphase produziert der Körper Progesteron, um die Gebärmutterschleimhaut auf eine mögliche Schwangerschaft vorzubereiten. Bei einer Insuffizienz ist die Progesteronproduktion unzureichend, was zu einer schwachen oder vorzeitigen Abstoßung der Schleimhaut führen kann. Frauen mit lutealphaseninsuffizienz können Schwierigkeiten haben, schwanger zu werden oder eine Schwangerschaft aufrechtzuerhalten.

Die Diagnose einer lutealphaseninsuffizienz kann für Frauen, die versuchen, schwanger zu werden, frustrierend und enttäuschend sein. Die Angst vor einer möglichen Fehlgeburt oder einem ungewollten Zyklus kann emotional belastend sein. Es ist wichtig, sich Unterstützung zu suchen und offen über die Herausforderungen zu sprechen.

Wenn du den Verdacht hast, dass du an lutealphaseninsuffizienz leidest, konsultiere deinen Arzt. Sie können Tests durchführen, um die Hormonspiegel zu überprüfen, und geeignete Behandlungsoptionen vorschlagen, wie beispielsweise die Einnahme von Progesteronpräparaten.

Mit der richtigen Diagnose und Behandlung haben viele Frauen mit lutealphaseninsuffizienz gute Chancen auf eine erfolgreiche Schwangerschaft. Studien zeigen, dass die Behandlung mit Progesteron in vielen Fällen die Schwangerschaftsrate erhöhen kann.

Luteinisierendes Hormon (LH)

Das luteinisierende Hormon (LH) ist ein wichtiges Hormon im Menstruationszyklus, das eine zentrale Rolle bei der Regulierung von Ovulation und Fruchtbarkeit spielt. Es wird von der Hypophyse produziert und wirkt zusammen mit dem follikelstimulierenden Hormon (FSH).

Der Anstieg des luteinisierenden Hormons ist entscheidend für den Eisprung, der etwa in der Mitte des

Menstruationszyklus erfolgt. Ein hoher LH-Spiegel signalisiert dem Eierstock, ein reifes Ei freizusetzen. Ein Ungleichgewicht im LH-Spiegel kann zu Problemen mit dem Eisprung und somit zu Fruchtbarkeitsproblemen führen.
Das Verständnis der Rolle von LH im eigenen Körper kann Frauen helfen, ihre Fruchtbarkeit besser zu erkennen und zu steuern. Der Test auf LH-Spiegel wird häufig in Fruchtbarkeitstests verwendet und kann Frauen helfen, die besten Zeiten für den Geschlechtsverkehr zu bestimmen. Dennoch kann der Umgang mit Unregelmäßigkeiten in den Hormonspiegeln auch Sorgen und Ängste hervorrufen.
Wenn du Probleme mit dem Eisprung vermutest oder dir über deine LH-Werte Sorgen machst, sprich mit deinem Arzt. Tests können durchgeführt werden, um deinen Hormonspiegel zu überprüfen und mögliche Ursachen für Fruchtbarkeitsprobleme zu identifizieren.
Ein gesunder LH-Spiegel ist entscheidend für die Fruchtbarkeit. Bei vielen Frauen, die Hormonbehandlungen erhalten, wird auch der LH-Spiegel überwacht, um sicherzustellen, dass die Ovulation gut funktioniert. Die meisten Frauen können mit der richtigen Behandlung eine gesunde Schwangerschaft erreichen.

Mehrlingsschwangerschaft

Eine Mehrlingsschwangerschaft bezeichnet eine Schwangerschaft, bei der mehr als ein Fötus im Mutterleib heranwächst. Diese können Zwillinge, Drillinge oder sogar mehr sein. Mehrlingsschwangerschaften sind heutzutage häufiger, insbesondere durch den Anstieg von Fruchtbarkeitsbehandlungen wie IVF.

Bei einer Mehrlingsschwangerschaft können die Babys entweder aus einer einzigen befruchteten Eizelle (eineiige Zwillinge) oder aus mehreren befruchteten Eizellen (zweieiige Zwillinge oder Drillinge) stammen. Mehrlingsschwangerschaften sind mit höheren Risiken verbunden, sowohl für die Mutter als auch für die Babys. Dazu gehören ein erhöhtes Risiko für Frühgeburten, niedriges Geburtsgewicht und Komplikationen während der Geburt.

Die Nachricht von einer Mehrlingsschwangerschaft kann sowohl Freude als auch Angst hervorrufen. Während viele Paare sich auf die Aussicht freuen, mehrere Kinder gleichzeitig zu bekommen, sind sie auch besorgt über die Herausforderungen, die dies mit sich bringen kann. Die emotionalen und physischen Anforderungen einer Mehrlingsschwangerschaft können überwältigend sein.

Wenn du eine Mehrlingsschwangerschaft erwartest, ist es wichtig, regelmäßige Vorsorgeuntersuchungen einzuplanen, um die Gesundheit von Mutter und Babys zu überwachen. Informiere dich über die spezifischen Risiken und besprece diese offen mit deinem Arzt. Unterstützung durch Familie, Freunde und Selbsthilfegruppen kann ebenfalls hilfreich sein, um diese aufregende, aber herausfordernde Zeit zu meistern.

Die Rate von Mehrlingsschwangerschaften liegt bei IVF-Behandlungen oft zwischen 20 und 30%. Mit der richtigen medizinischen Betreuung können viele Frauen eine gesunde Schwangerschaft und Geburt erleben, auch wenn es mit zusätzlichen Herausforderungen verbunden ist.

Mikrobiom und Fruchtbarkeit

Das Mikrobiom bezieht sich auf die Gesamtheit der Mikroorganismen, die in und auf unserem Körper leben. Neueste Forschungen zeigen, dass das Mikrobiom einen Einfluss auf die Fruchtbarkeit haben kann, indem es die allgemeine Gesundheit, das Immunsystem und den hormonellen Gleichgewicht beeinflusst.

Das Mikrobiom kann die Fruchtbarkeit beeinflussen, indem es die Immunreaktion des Körpers auf Eizellen und Spermien moduliert. Ein gesundes Mikrobiom kann zur Aufrechterhaltung eines optimalen Hormonhaushalts beitragen, der für die Fruchtbarkeit entscheidend ist. Studien legen nahe, dass Veränderungen im Mikrobiom mit Fruchtbarkeitsproblemen, wie beispielsweise Unfruchtbarkeit oder Fehlgeburten, in Verbindung stehen könnten.

Das Wissen um die Bedeutung des Mikrobioms kann Frauen Hoffnung geben, da es Aspekte der Gesundheit gibt, die sie selbst beeinflussen können. Gleichzeitig können Frauen, die sich mit Fruchtbarkeitsproblemen auseinandersetzen, sich überfordert fühlen, wenn sie ihre Gesundheit ganzheitlich betrachten.

Achte auf eine ausgewogene Ernährung, die reich an Ballaststoffen, Obst, Gemüse und probiotischen Lebensmitteln ist, um ein gesundes Mikrobiom zu fördern. Besprich mögliche Veränderungen mit deinem Arzt oder Ernährungsberater, insbesondere wenn du Fruchtbarkeitsprobleme hast.

Forschungen über das Mikrobiom und dessen Einfluss auf die Fruchtbarkeit sind noch im Gange, aber erste Studien zeigen vielversprechende Ergebnisse. Ein gesundes Mikrobiom kann als unterstützender Faktor in der Fruchtbarkeit betrachtet werden.

Myome

Myome sind gutartige Tumore, die in der Gebärmutterwand entstehen und häufig bei Frauen im gebärfähigen Alter auftreten. Sie können in ihrer Größe variieren und unterschiedliche Symptome verursachen, darunter Schmerzen, starke Menstruationsblutungen und Druck auf die Blase oder den Darm.

Myome können die Fruchtbarkeit beeinträchtigen, insbesondere wenn sie die Gebärmutterschleimhaut oder die Eileiter beeinflussen. Es gibt verschiedene Arten von Myomen, darunter submuköse (innerhalb der Gebärmutterschleimhaut), intramurale (in der Gebärmutterwand) und subseröse (außerhalb der Gebärmutter). Die Behandlung kann von regelmäßiger Überwachung bis hin zu chirurgischen Eingriffen reichen, abhängig von der Größe, Lage und den Symptomen.

Die Diagnose von Myomen kann für viele Frauen emotional belastend sein. Sie können sich über die Auswirkungen auf ihre Fruchtbarkeit und den Umgang mit möglichen Symptomen sorgen. Es ist wichtig, diese Ängste ernst zu nehmen und sich gut zu informieren.

Wenn dir Myome diagnostiziert wurden, sprich mit deinem Arzt über die besten Behandlungsoptionen für deine spezifische Situation. Informiere dich über mögliche Auswirkungen auf die Fruchtbarkeit und die verfügbaren

Behandlungsmöglichkeiten, um die bestmöglichen Entscheidungen zu treffen.

Myome sind bei bis zu 70-80% der Frauen im gebärfähigen Alter zu finden. Obwohl viele Frauen mit Myomen keine Symptome haben und fruchtbar bleiben, können größere Myome die Chancen auf eine Schwangerschaft beeinträchtigen. Mit der richtigen Behandlung können viele Frauen jedoch erfolgreich schwanger werden.

Neugeborenengelbsucht

Neugeborenengelbsucht, auch als Ikterus bezeichnet, ist eine häufige Erkrankung bei Neugeborenen, die durch einen erhöhten Bilirubinspiegel im Blut verursacht wird. Sie tritt oft in den ersten Lebenstagen auf und kann in der Regel erfolgreich behandelt werden.

Bilirubin ist ein Abbauprodukt der roten Blutkörperchen. Bei Neugeborenen ist das Risiko einer Gelbsucht erhöht, da ihre Leber oft noch nicht vollständig entwickelt ist, um Bilirubin effektiv zu verarbeiten. Neugeborenengelbsucht kann durch verschiedene Faktoren verursacht werden, darunter unreife Leberfunktion, Blutgruppenunverträglichkeiten oder Überproduktion von Bilirubin aufgrund von Blutergüssen.

Die Diagnose einer Neugeborenengelbsucht kann bei Eltern Besorgnis auslösen. Viele fragen sich, ob die Erkrankung schwerwiegende Folgen für ihr Kind haben könnte. Es ist wichtig, sich über die Erkrankung zu informieren und mit den behandelnden Ärzten über den Verlauf und die Behandlungsmöglichkeiten zu sprechen.

Wenn dein Neugeborenes Anzeichen von Gelbsucht zeigt, suche umgehend medizinische Hilfe auf. In den meisten Fällen ist die Behandlung einfach und umfasst häufig die Lichttherapie (Fototherapie), die dazu beiträgt, den Bilirubinspiegel zu senken. Halte Kontakt zu deinem Kinderarzt, um den Verlauf der Erkrankung zu überwachen. Die Neugeborenengelbsucht betrifft etwa 60% der Neugeborenen in den ersten Lebenstagen. Die meisten Fälle sind mild und lösen sich ohne langfristige Folgen auf. Mit einer rechtzeitigen Behandlung sind die Prognosen in der Regel sehr gut.

Neugeborenen-Screening

Das Neugeborenen-Screening ist ein wichtiger Test, der in den ersten Lebenstagen eines Babys durchgeführt wird, um angeborene Stoffwechselerkrankungen, genetische Störungen und andere gesundheitliche Probleme frühzeitig zu erkennen.

Während des Neugeborenen-Screenings werden in der Regel Blutproben aus der Ferse des Babys entnommen, um auf eine Vielzahl von Erkrankungen zu testen, darunter Phenylketonurie, Schilddrüsenunterfunktion und Mukoviszidose. Diese frühzeitige Diagnose ist entscheidend, da viele dieser Erkrankungen mit einer rechtzeitigen Behandlung erfolgreich gemanagt werden können, was die langfristige Gesundheit des Kindes sichert. Das Screening kann für Eltern eine Zeit der Besorgnis und Unsicherheit darstellen. Viele fragen sich, ob bei ihrem Kind etwas nicht in Ordnung ist. Es ist wichtig, die Bedeutung der

Tests und die Möglichkeit der frühzeitigen Intervention zu verstehen.

Informiere dich über das Neugeborenen-Screening und die verschiedenen Tests, die durchgeführt werden. Sprich mit deinem Kinderarzt über den Prozess und die Bedeutung der Ergebnisse. Es ist wichtig, alle Fragen zu klären, um ein Gefühl der Sicherheit zu erhalten.

Das Neugeborenen-Screening hat sich als äußerst erfolgreich erwiesen, um Erkrankungen frühzeitig zu erkennen. In vielen Ländern werden routinemäßig Tests auf mehr als 30 verschiedene Erkrankungen durchgeführt, und die rechtzeitige Intervention hat das Leben vieler Kinder verbessert und schwerwiegende Komplikationen verhindert.

Neuralrohrdefekt

Ein Neuralrohrdefekt ist ein schwerwiegender Geburtsfehler, der auftritt, wenn sich das Neuralrohr, das sich während der frühen Schwangerschaft entwickelt und das zentrale Nervensystem bildet, nicht ordnungsgemäß schließt. Zu den häufigsten Arten von Neuralrohrdefekten gehören Spina bifida und Anenzephalie.

Neuralrohrdefekte entstehen in der Regel in den ersten Wochen der Schwangerschaft, oft bevor eine Frau überhaupt weiß, dass sie schwanger ist. Die genauen Ursachen sind komplex und umfassen genetische Faktoren sowie Umweltfaktoren, wie einen Mangel an Folsäure. Eine ausreichende Folsäurezufuhr vor und während der Schwangerschaft kann helfen, das Risiko für Neuralrohrdefekte erheblich zu senken.

Die Diagnose eines Neuralrohrdefekts kann bei Eltern erhebliche emotionale Belastungen hervorrufen. Sorgen um die Gesundheit und Entwicklung des Kindes können überwältigend sein. Es ist wichtig, Unterstützung von Fachleuten und Selbsthilfegruppen in Anspruch zu nehmen, um mit diesen Herausforderungen umzugehen.

Wenn du eine Schwangerschaft planst oder schwanger bist, achte darauf, ausreichend Folsäure einzunehmen, um das Risiko von Neuralrohrdefekten zu verringern. Sprich mit deinem Arzt über pränatale Vitamine und Ernährungsrichtlinien.

Die Prävalenz von Neuralrohrdefekten ist in den letzten Jahren aufgrund von Folsäure-Supplementierungen gesunken. Studien zeigen, dass die tägliche Einnahme von 400 Mikrogramm Folsäure für Frauen, die schwanger werden möchten, das Risiko von Neuralrohrdefekten um bis zu 70% reduzieren kann.

Oberflächenstruktur des Embryos

Die Oberflächenstruktur des Embryos ist ein entscheidendes Merkmal, das die Entwicklung und Implantation in der Gebärmutter beeinflusst. Während der frühen Stadien der Embryonalentwicklung ändern sich die Oberflächenmerkmale des Embryos, was für den Erfolg einer Schwangerschaft von großer Bedeutung ist.

Die Oberflächenstruktur des Embryos umfasst Zellen, die spezialisierte Funktionen erfüllen, darunter die Bildung von Plazenta und Gewebe, die für das Wachstum des Fötus notwendig sind. Ein gesund entwickelter Embryo mit einer optimalen Oberflächenstruktur hat bessere Chancen, sich erfolgreich in der Gebärmutterschleimhaut einzunisten und eine gesunde Schwangerschaft zu entwickeln.

Das Wissen über die embryonale Entwicklung kann bei werdenden Eltern sowohl Hoffnung als auch Besorgnis hervorrufen. Die Vorstellung, dass die embryonalen Eigenschaften Einfluss auf den Verlauf der Schwangerschaft haben, kann Sorgen um mögliche Komplikationen hervorrufen.

Wenn du schwanger bist, informiere dich über den Entwicklungsprozess des Embryos und die Bedeutung der pränatalen Versorgung. Regelmäßige Vorsorgeuntersuchungen sind wichtig, um sicherzustellen, dass sich der Embryo gesund entwickelt.

Die Forschung über die Oberflächenstruktur und ihre Auswirkungen auf die Entwicklung des Embryos ist ein aktives Forschungsfeld. Studien zeigen, dass eine gesunde embryonale Entwicklung die Chancen auf eine erfolgreiche Implantation und eine gesunde Schwangerschaft erheblich erhöht.

Oligospermie

Oligospermie ist ein medizinischer Begriff, der eine abnorm niedrige Spermienzahl beschreibt. Eine Diagnose wird in der Regel gestellt, wenn die Spermienzahl unter 15 Millionen Spermien pro Milliliter Samenflüssigkeit liegt, was die Fruchtbarkeit erheblich beeinträchtigen kann.

Oligospermie kann durch verschiedene Faktoren verursacht werden, darunter hormonelle Ungleichgewichte, genetische Anomalien, Umweltfaktoren, bestimmte Medikamente oder

Lebensstilfaktoren wie Rauchen und Alkoholmissbrauch. Diese Zustände können die Spermienproduktion oder -qualität beeinträchtigen, was die Chancen auf eine erfolgreiche Empfängnis reduziert.

Die Diagnose von Oligospermie kann für Männer emotional belastend sein. Viele erleben Gefühle von Scham oder Unzulänglichkeit, wenn sie mit Fruchtbarkeitsproblemen konfrontiert werden. Es ist wichtig, diese Gefühle anzuerkennen und Unterstützung zu suchen, sei es durch Partner, Freunde oder Fachleute.

Wenn du mit Oligospermie diagnostiziert wurdest, suche einen Urologen oder Fruchtbarkeitsspezialisten auf. Sie können geeignete Tests durchführen und dir helfen, mögliche Ursachen zu identifizieren. Lebensstiländerungen wie eine gesunde Ernährung, regelmäßige Bewegung und Stressbewältigung können ebenfalls zur Verbesserung der Spermienqualität beitragen.

Oligospermie ist eine häufige Ursache für männliche Unfruchtbarkeit. Studien zeigen, dass die Behandlung der zugrunde liegenden Ursachen in vielen Fällen zu einer Verbesserung der Spermienzahl führen kann, wodurch die Chancen auf eine erfolgreiche Schwangerschaft steigen.

Ovarialinsuffizienz

Ovarialinsuffizienz, auch als frühzeitige ovarielle Insuffizienz bekannt, bezeichnet einen Zustand, bei dem die Eierstöcke vor dem 40. Lebensjahr nicht mehr richtig funktionieren. Dies kann zu Unfruchtbarkeit und anderen gesundheitlichen Problemen führen.

Bei der Ovarialinsuffizienz produzieren die Eierstöcke nicht ausreichend Hormone wie Östrogen und Progesteron, was zu unregelmäßigen oder fehlenden Menstruationen führt. Die Ursachen können genetisch, autoimmun oder durch chemische Therapien bedingt sein. Die Diagnose erfolgt in der Regel durch Blutuntersuchungen zur Bestimmung der Hormonspiegel.

Die Diagnose einer Ovarialinsuffizienz kann für Frauen emotional herausfordernd sein. Viele empfinden Traurigkeit und Enttäuschung über den Verlust der Fruchtbarkeit und die Auswirkungen auf ihre Familienplanung. Es ist wichtig, diese Emotionen zu akzeptieren und sich Unterstützung zu suchen.

Wenn du mit Ovarialinsuffizienz diagnostiziert wurdest, suche einen Facharzt auf, der dir helfen kann, die besten Behandlungsoptionen zu erkunden. Mögliche Lösungen können Hormonbehandlungen oder die Verwendung von Eizellspenden sein. Psychologische Unterstützung kann ebenfalls hilfreich sein, um die emotionalen Herausforderungen zu bewältigen.

Die frühzeitige ovarielle Insuffizienz betrifft etwa 1% der Frauen unter 40 Jahren. Viele Frauen, die an Ovarialinsuffizienz leiden, haben durch geeignete medizinische Behandlungen und Unterstützung die Möglichkeit, schwanger zu werden.

Ovarialstimulation

Die Ovarialstimulation ist ein medizinisches Verfahren, das häufig in der Fruchtbarkeitsbehandlung eingesetzt wird, um die Eierstöcke zu stimulieren und die Produktion von

Eizellen zu erhöhen. Dieses Verfahren ist ein zentraler Bestandteil von Behandlungen wie In-vitro-Fertilisation (IVF).

Bei der Ovarialstimulation werden Hormone eingesetzt, um das Wachstum und die Reifung mehrerer Follikel in den Eierstöcken zu fördern. Die häufigsten Medikamente sind Gonadotropine, die FSH (follikelstimulierendes Hormon) und LH (luteinisierendes Hormon) enthalten. Die Ovarialstimulation erfolgt typischerweise unter sorgfältiger Überwachung durch Ultraschalluntersuchungen und Bluttests, um sicherzustellen, dass die Eierstöcke richtig auf die Behandlung reagieren.

Die Ovarialstimulation kann für viele Frauen sowohl Hoffnung als auch Angst hervorrufen. Während die Aussicht auf eine erhöhte Eizellenproduktion ermutigend ist, können die möglichen Nebenwirkungen und die Ungewissheit über die Erfolgsquote emotional belastend sein. Viele Frauen fühlen sich durch die regelmäßigen Arztbesuche und Tests unter Druck gesetzt.

Wenn du dich einer Ovarialstimulation unterziehst, ist es wichtig, offen mit deinem Arzt über alle Fragen und Bedenken zu sprechen. Ein Verständnis für den Ablauf und die potenziellen Auswirkungen der Behandlung kann helfen, Ängste zu reduzieren. Die Suche nach Unterstützung durch Partner, Familie oder Selbsthilfegruppen kann ebenfalls von großem Wert sein.

Die Ovarialstimulation hat in den letzten Jahren erhebliche Fortschritte gemacht, und die Erfolgsraten sind gestiegen. Bei einer IVF-Behandlung, die auf Ovarialstimulation basiert, liegt die Chance auf eine Schwangerschaft in der Regel zwischen 20 und 40% pro Zyklus, abhängig von verschiedenen Faktoren wie dem Alter der Frau und der spezifischen Reaktion auf die Behandlung.

Plazenta

Die Plazenta ist ein lebenswichtiges Organ, das sich während der Schwangerschaft entwickelt und eine entscheidende Rolle bei der Nährstoffversorgung des Fötus spielt. Sie bildet eine Verbindung zwischen der Mutter und dem sich entwickelnden Kind und ermöglicht den Austausch von Sauerstoff, Nährstoffen und Abfallprodukten.
Die Plazenta produziert Hormone, die für den Erhalt der Schwangerschaft notwendig sind, einschließlich humanes Choriongonadotropin (HCG), Progesteron und Östrogen. Sie wirkt auch als Barriere, um das ungeborene Kind vor Infektionen und schädlichen Substanzen zu schützen. Die Plazenta wird nach der Geburt als Nachgeburt abgestoßen.
Die Plazenta wird oft als Symbol für das Leben und die Verbindung zwischen Mutter und Kind betrachtet. Viele Frauen empfinden eine tiefe emotionale Bindung zur Plazenta und sehen sie als wichtigen Teil ihrer Schwangerschaftserfahrung. Das Verständnis ihrer Rolle kann Frauen helfen, die Bedeutung ihrer Schwangerschaft zu schätzen.
Achte während der Schwangerschaft auf eine gesunde Lebensweise, um die Gesundheit der Plazenta und des Fötus zu unterstützen. Regelmäßige Vorsorgeuntersuchungen sind entscheidend, um sicherzustellen, dass die Plazenta ordnungsgemäß funktioniert und alle notwendigen Nährstoffe bereitstellt.

Eine gesunde Plazenta ist entscheidend für eine erfolgreiche Schwangerschaft. Probleme mit der Plazenta, wie Plazentainsuffizienz oder vorzeitige Ablösung, können die Gesundheit von Mutter und Kind gefährden, aber die meisten Frauen haben eine normale Plazentafunktion während ihrer Schwangerschaft.

Plazentainsuffizienz

Plazentainsuffizienz bezeichnet einen Zustand, bei dem die Plazenta nicht in der Lage ist, ausreichend Nährstoffe und Sauerstoff an das ungeborene Kind zu liefern. Dies kann zu Wachstumsverzögerungen und anderen Komplikationen führen.

Plazentainsuffizienz kann aus verschiedenen Gründen auftreten, einschließlich Blutgerinnungsstörungen, Bluthochdruck oder anderen medizinischen Bedingungen der Mutter. Symptome können ein langsames Wachstum des Fötus oder Anzeichen von Stress beim Baby sein. In einigen Fällen kann eine frühzeitige Geburt notwendig werden, um die Gesundheit des Kindes zu schützen.

Die Diagnose einer Plazentainsuffizienz kann bei schwangeren Frauen große Sorgen und Ängste hervorrufen. Viele fragen sich, ob das Baby gesund ist und welche Auswirkungen die Insuffizienz auf die Schwangerschaft haben könnte. Es ist wichtig, sich in dieser Zeit Unterstützung zu suchen und offen mit den Ärzten zu kommunizieren.

Wenn dir eine Plazentainsuffizienz diagnostiziert wurde, ist es wichtig, regelmäßige Arztbesuche wahrzunehmen, um die Entwicklung deines Babys zu überwachen. Sprich mit deinem Arzt über mögliche Behandlungsoptionen und was du tun kannst, um die Gesundheit von dir und deinem Kind zu unterstützen.

Die Häufigkeit von Plazentainsuffizienz variiert, wird jedoch bei etwa 10% der Schwangerschaften beobachtet. Mit der richtigen Überwachung und gegebenenfalls Interventionen haben viele Frauen die Möglichkeit, gesunde Babys zur Welt zu bringen.

Polyzystisches Ovarialsyndrom (PCOS)

Das polyzystische Ovarialsyndrom (PCOS) ist eine häufige hormonelle Störung bei Frauen im gebärfähigen Alter, die mit einer Vielzahl von Symptomen einhergeht, darunter unregelmäßige Menstruationszyklen, übermäßiger Haarwuchs und Gewichtszunahme.

PCOS kann die Fruchtbarkeit erheblich beeinträchtigen, da die hormonellen Ungleichgewichte die Eizellenreifung und den Eisprung stören. Frauen mit PCOS haben oft erhöhte Androgenspiegel, die zu Symptomen wie Akne und übermäßigem Haarwuchs führen können. Die Diagnose erfolgt in der Regel durch eine Kombination aus klinischen Symptomen, Blutuntersuchungen und Ultraschalluntersuchungen.

Die Diagnose von PCOS kann für Frauen emotional herausfordernd sein. Viele kämpfen mit dem Körperbild, den hormonellen Veränderungen und der Ungewissheit über ihre Fruchtbarkeit. Es ist wichtig, diese Gefühle anzuerkennen und Unterstützung zu suchen.

Wenn du mit PCOS diagnostiziert wurdest, ist es wichtig, einen individuellen Behandlungsplan mit deinem Arzt zu erstellen. Dies kann Änderungen des Lebensstils, Medikamente zur Regulierung des Hormonhaushalts und Unterstützung bei der Familienplanung umfassen. Die Suche nach Selbsthilfegruppen kann ebenfalls hilfreich sein, um Erfahrungen auszutauschen.

PCOS betrifft etwa 5-10% der Frauen im gebärfähigen Alter. Mit der richtigen Behandlung und Unterstützung haben viele Frauen mit PCOS gute Chancen, schwanger zu werden und gesunde Schwangerschaften zu erleben.

Präeklampsie

Präeklampsie ist eine potenziell schwerwiegende Schwangerschaftskomplikation, die durch hohen Blutdruck und häufige Proteinurie (Eiweiß im Urin) gekennzeichnet ist. Sie tritt normalerweise nach der 20. Schwangerschaftswoche auf und kann sowohl für die Mutter als auch für das ungeborene Kind ernsthafte Risiken darstellen.

Die genauen Ursachen der Präeklampsie sind nicht vollständig verstanden, aber es wird angenommen, dass sie mit Problemen in der Plazentabildung zusammenhängt. Unbehandelt kann Präeklampsie zu schwereren Erkrankungen wie Eklampsie (Anfällen) und Organversagen führen. Eine frühzeitige Erkennung durch regelmäßige Vorsorgeuntersuchungen ist entscheidend, um Risiken zu minimieren.

Die Diagnose von Präeklampsie kann bei schwangeren Frauen Angst und Stress hervorrufen. Viele Frauen machen

sich Sorgen um die Gesundheit ihres Babys und um die Notwendigkeit einer vorzeitigen Entbindung. Offene Gespräche mit dem medizinischen Team können helfen, diese Ängste zu lindern.
Wenn du Anzeichen von Präeklampsie bemerkst, wie zum Beispiel plötzliche Schwellungen, starke Kopfschmerzen oder Sehstörungen, suche sofort medizinische Hilfe auf. Regelmäßige Vorsorgeuntersuchungen sind entscheidend, um den Blutdruck zu überwachen und rechtzeitig auf Veränderungen reagieren zu können.
Präeklampsie betrifft etwa 5-8% der Schwangeren. Mit der richtigen medizinischen Überwachung und Behandlung sind die Prognosen in der Regel gut, und viele Frauen können trotz dieser Komplikation gesunde Babys zur Welt bringen.

Progesteron

Progesteron ist ein wichtiges Hormon, das eine zentrale Rolle im Menstruationszyklus und in der Schwangerschaft spielt. Es wird nach dem Eisprung vom Corpus luteum (Gelbkörper) produziert und ist entscheidend für die Vorbereitung der Gebärmutterschleimhaut auf eine mögliche Schwangerschaft.
Progesteron unterstützt die Aufrechterhaltung der Schwangerschaft, indem es die Gebärmutterschleimhaut stabilisiert und das Immunsystem der Mutter anpasst. Ein niedriger Progesteronspiegel kann zu Problemen wie Unfruchtbarkeit oder Fehlgeburten führen. Bei Frauen, die Schwierigkeiten haben, schwanger zu werden oder

Anzeichen einer Lutealphaseninsuffizienz aufweisen, kann eine Progesteronbehandlung in Erwägung gezogen werden. Das Verständnis der Rolle von Progesteron im eigenen Körper kann Frauen helfen, ihre Fruchtbarkeit besser zu erkennen und zu steuern. Der Test auf Progesteronspiegel wird häufig in Fruchtbarkeitstests verwendet und kann Frauen helfen, die besten Zeiten für den Geschlechtsverkehr zu bestimmen.

Wenn du den Verdacht hast, dass du an einem Progesteronungleichgewicht leidest, konsultiere deinen Arzt. Sie können Blutuntersuchungen durchführen, um deine Hormone zu überprüfen und gegebenenfalls Behandlungsoptionen vorschlagen.

Ein gesunder Progesteronspiegel ist entscheidend für die Fruchtbarkeit. Bei vielen Frauen, die Hormonbehandlungen erhalten, wird auch der Progesteronspiegel überwacht, um sicherzustellen, dass die Ovulation und die Schwangerschaft gut funktionieren. Die meisten Frauen können mit der richtigen Behandlung eine gesunde Schwangerschaft erreichen.

Pränataldiagnostik

Die Pränataldiagnostik umfasst verschiedene Tests und Untersuchungen, die während der Schwangerschaft durchgeführt werden, um die Gesundheit des ungeborenen Kindes zu überwachen und mögliche genetische oder strukturelle Anomalien zu erkennen.

Zu den häufigsten Verfahren der Pränataldiagnostik gehören Ultraschalluntersuchungen, Bluttests, Fruchtwasseruntersuchungen (Amniozentese) und

Chorionzottenbiopsien. Diese Tests können helfen, Risiken wie Down-Syndrom oder andere genetische Störungen frühzeitig zu erkennen. Die Wahl der Tests sollte in Absprache mit einem Arzt erfolgen, der die spezifischen Bedürfnisse der schwangeren Frau berücksichtigt.

Die Entscheidung zur Pränataldiagnostik kann emotional herausfordernd sein. Viele Frauen sind besorgt über die Ergebnisse und mögliche Auswirkungen auf die Schwangerschaft und die Gesundheit ihres Kindes. Offene Gespräche mit Fachleuten können helfen, Ängste zu lindern und informierte Entscheidungen zu treffen.

Wenn du an Pränataldiagnostik interessiert bist, besprich deine Optionen mit deinem Arzt. Stelle Fragen zu den Verfahren, den möglichen Risiken und den damit verbundenen emotionalen Aspekten. Informiere dich über die Bedeutung der Tests, um ein besseres Verständnis zu gewinnen.

Die Pränataldiagnostik hat dazu beigetragen, viele genetische Anomalien frühzeitig zu erkennen und den betroffenen Familien wichtige Informationen für die weiteren Entscheidungen zu liefern. Die Erfolgsraten und die Genauigkeit der Tests sind im Laufe der Jahre gestiegen, was zu einer besseren Gesundheitsversorgung für Mütter und Kinder führt.

Psyche und Kinderwunsch

Die psychische Gesundheit spielt eine entscheidende Rolle bei der Verwirklichung des Kinderwunsches. Die emotionalen Herausforderungen, die mit Fruchtbarkeitsproblemen und dem Streben nach einer

Schwangerschaft verbunden sind, können tiefgreifende Auswirkungen auf das psychische Wohlbefinden haben.
Studien zeigen, dass Stress, Angst und Depressionen die Fruchtbarkeit negativ beeinflussen können. Psychologische Belastungen können zu hormonellen Ungleichgewichten führen, die die Eizellenreifung und den Eisprung beeinträchtigen. Daher ist es wichtig, die psychische Gesundheit während des gesamten Kinderwunschprozesses zu unterstützen und zu fördern.
Der Umgang mit Unfruchtbarkeit kann bei vielen Frauen und Paaren zu intensiven Emotionen führen. Trauer, Frustration und Einsamkeit sind häufige Gefühle, die während dieser Zeit auftreten. Es ist wichtig, diese Emotionen anzuerkennen und Unterstützung zu suchen, sei es durch Fachleute, Freunde oder Selbsthilfegruppen.
Wenn du mit den emotionalen Herausforderungen des Kinderwunsches kämpfst, ziehe in Erwägung, psychologische Unterstützung in Anspruch zu nehmen. Gespräche mit Therapeuten, die auf Fruchtbarkeit spezialisiert sind, können helfen, die emotionalen Belastungen zu bewältigen. Der Austausch mit anderen, die ähnliche Erfahrungen gemacht haben, kann ebenfalls wertvoll sein.
Studien zeigen, dass Frauen, die psychologische Unterstützung erhalten, oft besser mit den emotionalen Belastungen umgehen können. Eine positive psychische Gesundheit kann auch die Erfolgschancen auf eine Schwangerschaft erhöhen, da sie den gesamten Fruchtbarkeitsprozess unterstützen kann.

Rhesusunverträglichkeit

Die Rhesusunverträglichkeit ist eine immunologische Reaktion, die auftreten kann, wenn eine Rh-negative Mutter ein Rh-positives Baby trägt. Dies kann zu gesundheitlichen Problemen für das Baby führen, wenn das Immunsystem der Mutter Antikörper gegen das Rh-positive Blut des Babys bildet.

Wenn eine Rh-negative Frau ein Rh-positives Kind hat, kann das Blut des Kindes in den Blutkreislauf der Mutter gelangen, insbesondere während der Geburt. Dies kann dazu führen, dass die Mutter Antikörper bildet, die bei einer zukünftigen Schwangerschaft das Blut des nächsten Rh-positiven Kindes angreifen können. Um dies zu verhindern, erhalten Rh-negative Schwangere in der Regel eine Injektion von Rho(D)-Immunglobulin während der Schwangerschaft und nach der Geburt.

Die Diagnose einer Rhesusunverträglichkeit kann bei schwangeren Frauen Besorgnis hervorrufen. Viele machen sich Sorgen über die potenziellen Auswirkungen auf das Baby und die Gesundheit in zukünftigen Schwangerschaften. Es ist wichtig, diese Ängste ernst zu nehmen und mit einem Arzt über die richtigen Schritte zur Prävention zu sprechen.

Wenn du Rh-negativ bist und schwanger werden möchtest oder schwanger bist, konsultiere deinen Arzt über die notwendigen Tests und Behandlungen. Informiere dich über die Bedeutung von Rho(D)-Immunglobulin und die Schritte, die unternommen werden können, um dein Baby zu schützen.

Die Rhesusunverträglichkeit betrifft etwa 1 von 100 Schwangerschaften. Mit der richtigen medizinischen Betreuung und Behandlung können die meisten Frauen gesunde Babys zur Welt bringen, ohne dass es zu Komplikationen kommt.

Schwangerschaftsdiabetes

Schwangerschaftsdiabetes ist eine Form von Diabetes, die während der Schwangerschaft auftritt. Sie entsteht, wenn der Körper nicht genug Insulin produziert, um den erhöhten Blutzuckerspiegel während der Schwangerschaft zu kontrollieren.

Schwangerschaftsdiabetes kann zu verschiedenen Komplikationen führen, darunter ein erhöhtes Risiko für Frühgeburten, großes Geburtsgewicht des Babys und gesundheitliche Probleme für die Mutter und das Kind. Frauen, die während der Schwangerschaft an Diabetes leiden, sollten regelmäßig ihren Blutzuckerspiegel überprüfen und eine gesunde Ernährung sowie Bewegung in ihren Alltag integrieren.

Die Diagnose von Schwangerschaftsdiabetes kann bei schwangeren Frauen Besorgnis auslösen, da sie sich Sorgen über die Auswirkungen auf die Gesundheit ihres Kindes und die eigene Gesundheit machen. Es ist wichtig, diese Ängste ernst zu nehmen und sich über die Erkrankung zu informieren.

Wenn du während deiner Schwangerschaft an Diabetes leidest, sprich mit deinem Arzt über die besten Möglichkeiten zur Kontrolle deines Blutzuckerspiegels. Eine ausgewogene Ernährung, regelmäßige Bewegung und

regelmäßige Arztbesuche sind entscheidend für das Wohlbefinden von Mutter und Kind.
Schwangerschaftsdiabetes tritt bei etwa 2-10% der Schwangerschaften auf und kann in der Regel mit einer gesunden Ernährung und Lebensstiländerungen behandelt werden. Viele Frauen mit Schwangerschaftsdiabetes haben gesunde Schwangerschaften und Babys, wenn sie sich gut um ihre Gesundheit kümmern.

Schwangerschaftsfrühtest

Ein Schwangerschaftsfrühtest ist ein Test, der dazu dient, eine Schwangerschaft bereits vor dem Ausbleiben der Menstruation zu bestätigen. Diese Tests sind in der Regel einfach zu handhaben und können sowohl zu Hause als auch in einer Arztpraxis durchgeführt werden.
Frühtests messen das Hormon humanes Choriongonadotropin (HCG), das nach der Einnistung der befruchteten Eizelle in die Gebärmutterschleimhaut produziert wird. Die Genauigkeit dieser Tests hängt von der Empfindlichkeit des Tests und dem Zeitpunkt der Durchführung ab. Es wird empfohlen, den Test am besten nach dem Ausbleiben der Regelblutung durchzuführen, um zuverlässige Ergebnisse zu erhalten.
Die Verwendung eines Schwangerschaftsfrühtests kann eine Mischung aus Hoffnung und Nervosität hervorrufen. Viele Frauen sind aufgeregt, aber auch besorgt über das mögliche Ergebnis. Unabhängig davon, ob der Test positiv oder negativ ausfällt, können die Ergebnisse emotionale Auswirkungen haben.

Wenn du einen Schwangerschaftsfrühtest durchführst, achte darauf, die Anweisungen genau zu befolgen, um die besten Ergebnisse zu erzielen. Wenn der Test positiv ist, kontaktiere deinen Arzt, um die nächsten Schritte zu besprechen. Bei einem negativen Ergebnis, aber weiterhin ausbleibender Periode, kann es hilfreich sein, einen weiteren Test durchzuführen oder ärztlichen Rat einzuholen.

Frühtests können bis zu 99% genau sein, wenn sie korrekt durchgeführt werden und der HCG-Spiegel hoch genug ist. Studien zeigen, dass die meisten Frauen, die einen positiven Test haben, tatsächlich schwanger sind, während negative Ergebnisse häufig zutreffend sind, wenn sie am richtigen Zeitpunkt durchgeführt werden.

Spermaqualität

Die Spermaqualität ist ein entscheidender Faktor für die männliche Fruchtbarkeit und bezieht sich auf die Menge und die Gesundheit der Spermien, die bei der Befruchtung einer Eizelle erforderlich sind. Faktoren wie Spermienzahl, Beweglichkeit und Morphologie spielen eine Rolle.

Eine normale Spermienzahl liegt bei mehr als 15 Millionen Spermien pro Milliliter Samenflüssigkeit. Die Spermien sollten ausreichend beweglich sein und eine normale Form aufweisen. Faktoren, die die Spermaqualität beeinträchtigen können, sind Lebensstil (Rauchen, Alkoholkonsum), Umweltfaktoren (Chemikalien, Hitze) und gesundheitliche Probleme (Hormone, genetische Störungen).

Die Sorge um die eigene Spermaqualität kann für Männer emotional belastend sein. Viele fühlen sich verunsichert und haben Angst, dass ihre Fruchtbarkeitsprobleme die Fähigkeit, eine Familie zu gründen, beeinträchtigen. Es ist wichtig, diese Gefühle ernst zu nehmen und gegebenenfalls Unterstützung zu suchen.

Wenn du Bedenken bezüglich deiner Spermaqualität hast, konsultiere einen Urologen oder Fruchtbarkeitsspezialisten. Sie können Tests durchführen, um die Spermaqualität zu überprüfen, und dir helfen, mögliche Verbesserungen in deinem Lebensstil zu finden. Eine gesunde Ernährung, regelmäßige Bewegung und Stressmanagement können ebenfalls positive Auswirkungen haben.

Eine abnormale Spermaqualität ist bei vielen Männern verbreitet und kann zu Fruchtbarkeitsproblemen führen. Studien zeigen, dass die Behandlung von zugrunde liegenden Problemen und Lebensstiländerungen oft zu einer Verbesserung der Spermaqualität und damit zu besseren Chancen auf eine Schwangerschaft führen kann.

Stillzeit

Die Stillzeit ist der Zeitraum, in dem eine Mutter ihr Baby stillt. Diese Phase kann eine besondere Zeit der Bindung zwischen Mutter und Kind sein und bietet zahlreiche gesundheitliche Vorteile für beide.

Stillen liefert dem Baby essentielle Nährstoffe und Antikörper, die das Immunsystem stärken. Die Weltgesundheitsorganisation (WHO) empfiehlt, Babys in den ersten sechs Monaten ausschließlich zu stillen. Stillen kann auch das Risiko von bestimmten Krankheiten und Allergien beim Kind verringern und gleichzeitig die Gesundheit der Mutter fördern, indem es das Risiko von Brust- und Eierstockkrebs senkt.

Die Stillzeit kann für viele Mütter eine erfüllende, aber auch herausfordernde Zeit sein. Frauen erleben oft eine enge Bindung zu ihrem Baby, während sie gleichzeitig mit Herausforderungen wie Schlafmangel oder Stillproblemen konfrontiert sind. Es ist wichtig, sich Unterstützung zu suchen, um diese Phase zu erleichtern.

Wenn du stillst, achte auf eine ausgewogene Ernährung, um die Gesundheit von dir und deinem Baby zu fördern. Es ist auch wichtig, regelmäßige Stillberatung in Anspruch zu nehmen, um mögliche Probleme frühzeitig zu erkennen und zu lösen.

Die meisten Mütter können erfolgreich stillen, wenn sie die richtige Unterstützung und Ressourcen haben. Studien zeigen, dass Frauen, die stillen, in der Regel weniger gesundheitliche Probleme haben und eine stärkere Bindung zu ihrem Kind entwickeln.

Stimulation der Eizellreifung

Die Stimulation der Eizellreifung ist ein Verfahren, das häufig in der assistierten Reproduktion eingesetzt wird, um die Reifung und Produktion von Eizellen in den Eierstöcken zu fördern. Dieses Verfahren wird oft in Kombination mit IVF oder ICSI durchgeführt.

Die Eizellreifung erfolgt in der Regel mit Hilfe von Hormonen, die die Eierstöcke anregen. Medikation, wie Clomifen oder Gonadotropine, wird verwendet, um mehrere Follikel zur Reifung zu bringen, was die Chancen auf eine erfolgreiche Befruchtung erhöht. Während des Prozesses werden die Frauen regelmäßig überwacht, um sicherzustellen, dass die Eierstöcke richtig reagieren.

Die Stimulation der Eizellreifung kann für Frauen sowohl Hoffnung als auch Angst hervorrufen. Der Prozess kann emotional herausfordernd sein, da er mit häufigen Arztbesuchen und Tests verbunden ist. Die Ungewissheit über die Reaktion des Körpers kann zusätzliche Stressfaktoren mit sich bringen.

Wenn du dich einer Eizellreifungsstimulation unterziehst, ist es wichtig, gut informiert zu sein und alle Fragen mit deinem Arzt zu besprechen. Eine offene Kommunikation kann helfen, Ängste zu lindern und realistische Erwartungen zu setzen. Emotionale Unterstützung durch Partner oder Selbsthilfegruppen kann ebenfalls hilfreich sein.

Die Erfolgsraten der Eizellreifung sind in der Regel hoch, und viele Frauen reagieren gut auf die Stimulation. Statistiken zeigen, dass eine erfolgreiche Eizellreifung die Chancen auf eine Schwangerschaft bei IVF oder ICSI erheblich erhöht.

Stimulation der Follikel

Die Stimulation der Follikel ist ein zentraler Bestandteil der assistierten Reproduktion und bezieht sich auf die Förderung des Wachstums von Eifollikeln in den Eierstöcken, um die Eizellenproduktion zu erhöhen.

Bei der Follikelstimulation werden Medikamente eingesetzt, um das Wachstum mehrerer Follikel zu fördern, was insbesondere bei IVF oder ICSI wichtig ist. Hormone wie FSH (follikelstimulierendes Hormon) werden verabreicht, um die Eierstöcke zu stimulieren. Während des Prozesses erfolgt eine regelmäßige Überwachung mittels Ultraschall und Bluttests, um die Reaktion der Eierstöcke zu beobachten.

Die Stimulation der Follikel kann für Frauen emotional herausfordernd sein, da sie häufig mit Ängsten und Unsicherheiten über den Erfolg der Behandlung verbunden ist. Die Möglichkeit, mehrere Eizellen zu gewinnen, kann Hoffnung geben, aber die vielen Arztbesuche und Tests können auch stressig sein.

Wenn du dich einer Follikelstimulation unterziehst, sprich mit deinem Arzt über alle Fragen oder Bedenken, die du hast. Ein tiefes Verständnis des Verfahrens und der zu erwartenden Ergebnisse kann dir helfen, dich wohler zu fühlen. Suche auch emotionale Unterstützung, um den Prozess besser zu bewältigen.

Die Follikelstimulation hat in den letzten Jahren bedeutende Fortschritte gemacht, und die Erfolgsraten sind gestiegen. Bei der IVF, die auf Follikelstimulation basiert, liegt die Chance auf eine Schwangerschaft in der Regel zwischen 20 und 40% pro Zyklus, abhängig von Faktoren wie dem Alter der Frau.

Stoffwechselerkrankungen und Fruchtbarkeit

Stoffwechselerkrankungen können erhebliche Auswirkungen auf die Fruchtbarkeit von Frauen und Männern haben. Zu den häufigsten Erkrankungen gehören

Diabetes, Schilddrüsenerkrankungen und das metabolische Syndrom. Stoffwechselerkrankungen können die Hormonproduktion und den Menstruationszyklus beeinträchtigen, was die Fruchtbarkeit negativ beeinflussen kann. Bei Frauen mit Diabetes kann eine schlechte Blutzuckerkontrolle das Risiko von Unfruchtbarkeit und Schwangerschaftskomplikationen erhöhen. Bei Männern kann eine Insulinresistenz die Spermienqualität beeinträchtigen.

Der Umgang mit einer Stoffwechselerkrankung kann emotional herausfordernd sein. Viele Menschen machen sich Sorgen über die Auswirkungen auf ihre Fruchtbarkeit und das Risiko für zukünftige Schwangerschaften. Es ist wichtig, sich Unterstützung zu suchen und die eigene Gesundheit aktiv zu managen.

Wenn du an einer Stoffwechselerkrankung leidest und einen Kinderwunsch hast, konsultiere deinen Arzt, um einen individuellen Behandlungsplan zu entwickeln. Eine gesunde Ernährung, regelmäßige Bewegung und die Überwachung des Stoffwechsels sind entscheidend, um die Fruchtbarkeit zu unterstützen.

Stoffwechselerkrankungen können die Fruchtbarkeit beeinflussen, aber mit der richtigen Behandlung und Unterstützung haben viele Frauen und Männer gute Chancen, schwanger zu werden und gesunde Kinder zu bekommen.

Syndrom der polyzystischen Ovarien

Das Syndrom der polyzystischen Ovarien (PCOS) ist eine häufige hormonelle Störung, die viele Frauen im gebärfähigen Alter betrifft. Es ist gekennzeichnet durch unregelmäßige Menstruationszyklen, erhöhte Androgenspiegel und das Vorhandensein von Zysten in den Eierstöcken.

PCOS kann zu Fruchtbarkeitsproblemen führen, da die hormonellen Ungleichgewichte die Eizellenreifung und den Eisprung stören können. Neben den reproduktiven Problemen können Frauen mit PCOS auch an Gewichtszunahme, Akne und übermäßigem Haarwuchs leiden. Die Diagnose erfolgt in der Regel durch eine Kombination von klinischen Symptomen, Blutuntersuchungen und Ultraschalluntersuchungen.

Die Diagnose von PCOS kann für viele Frauen emotional belastend sein. Sorgen über das Körperbild, Fruchtbarkeitsprobleme und die Möglichkeit gesundheitlicher Risiken können zu Ängsten führen. Es ist wichtig, sich Unterstützung zu suchen und die eigenen Gefühle zu verarbeiten.

Wenn du mit PCOS diagnostiziert wurdest, konsultiere deinen Arzt, um einen individuellen Behandlungsplan zu erstellen. Veränderungen des Lebensstils, einschließlich gesunder Ernährung und regelmäßiger Bewegung, können helfen, die Symptome zu lindern und die Fruchtbarkeit zu verbessern. Der Austausch mit anderen Frauen, die ähnliche Erfahrungen gemacht haben, kann ebenfalls hilfreich sein.

PCOS betrifft etwa 5-10% der Frauen im gebärfähigen Alter. Mit der richtigen Behandlung und Unterstützung haben viele Frauen mit PCOS gute Chancen, schwanger zu werden und gesunde Kinder zu bekommen.

Testosteron und Fruchtbarkeit

Testosteron ist ein essentielles Hormon, das sowohl bei Männern als auch bei Frauen vorkommt und eine wichtige Rolle bei der Fortpflanzung spielt. Während es als primäres männliches Sexualhormon bekannt ist, haben auch Frauen Testosteron, das für die Fruchtbarkeit von Bedeutung ist.
Bei Männern ist Testosteron entscheidend für die Spermienproduktion und die Aufrechterhaltung der sexuellen Funktion. Ein niedriger Testosteronspiegel kann zu Fruchtbarkeitsproblemen führen. Bei Frauen ist Testosteron wichtig für den Menstruationszyklus und die sexuelle Gesundheit. Ein Ungleichgewicht kann zu Anovulation und anderen Fruchtbarkeitsproblemen führen.
Der Umgang mit hormonellen Ungleichgewichten kann emotional belastend sein. Männer mit niedrigem Testosteron berichten häufig von Müdigkeit, Depressionen und verminderter Libido, während Frauen mit erhöhtem Testosteron möglicherweise mit Körperbildproblemen kämpfen. Es ist wichtig, diese Gefühle ernst zu nehmen und sich Unterstützung zu suchen.
Wenn du Bedenken hinsichtlich deines Testosteronspiegels hast, konsultiere einen Arzt oder Endokrinologen. Sie können Tests durchführen und geeignete Behandlungsoptionen vorschlagen, um die Hormonwerte zu regulieren. Lebensstiländerungen wie regelmäßige

Bewegung und eine ausgewogene Ernährung können ebenfalls dazu beitragen, das hormonelle Gleichgewicht zu verbessern.

Hormonelle Ungleichgewichte, die den Testosteronspiegel betreffen, sind häufig und können bei vielen Männern und Frauen zu Fruchtbarkeitsproblemen führen. Mit der richtigen Diagnose und Behandlung können viele von ihnen jedoch erfolgreiche Schwangerschaften erreichen.

Therapieansätze bei Unfruchtbarkeit

Die Behandlung von Unfruchtbarkeit kann vielfältig sein und reicht von einfachen Lifestyle-Anpassungen bis hin zu komplexen assistierten Reproduktionstechniken. Der geeignete Ansatz hängt von den spezifischen Ursachen der Unfruchtbarkeit ab.

Zu den häufigsten Therapieansätzen gehören Medikamente zur Stimulierung des Eisprungs, Insemination, In-vitro-Fertilisation (IVF) und chirurgische Eingriffe zur Behandlung anatomischer Probleme. In einigen Fällen können auch alternative Therapien wie Akupunktur oder Ernährungsberatung hilfreich sein. Eine umfassende Diagnostik ist entscheidend, um die richtige Behandlungsstrategie zu wählen.

Die Unfruchtbarkeitstherapie kann für Paare emotional belastend sein. Viele erleben Hoffnung, Angst und Frustration während des Behandlungsprozesses. Es ist wichtig, sich Unterstützung zu suchen und offene Gespräche über die Erfahrungen und Gefühle zu führen.

Sprich mit deinem Arzt über alle verfügbaren Behandlungsoptionen und erstelle einen individuellen Plan, der zu deiner Situation passt. Suche Unterstützung bei Partnern, Freunden oder Selbsthilfegruppen, um die emotionale Belastung zu bewältigen.

Die Erfolgsraten variieren je nach Art der Behandlung und individuellen Faktoren. Statistiken zeigen, dass viele Paare, die sich einer fruchtbarkeitsmedizinischen Behandlung unterziehen, letztendlich erfolgreich schwanger werden.

Toxoplasmose in der Schwangerschaft

Toxoplasmose ist eine Infektion, die durch den Parasiten Toxoplasma gondii verursacht wird. Diese Infektion kann während der Schwangerschaft ernsthafte Risiken für das ungeborene Kind darstellen, insbesondere wenn die Mutter sich während der Schwangerschaft infiziert.

Eine Toxoplasmose-Infektion kann über den Kontakt mit infiziertem Katzenkot, rohem oder ungenügend gekochtem Fleisch oder kontaminierten Lebensmitteln übertragen werden. Während einer Infektion kann das ungeborene Kind ernsthafte gesundheitliche Probleme entwickeln, einschließlich Sehstörungen, Hörschäden und neurologischen Problemen. Schwangeren Frauen wird geraten, sich vor der Infektion zu schützen, indem sie sorgfältig mit Lebensmitteln umgehen und den Kontakt mit Katzenkot vermeiden.

Die Möglichkeit einer Toxoplasmose-Infektion kann bei schwangeren Frauen Besorgnis hervorrufen. Viele Frauen fragen sich, wie sie sich schützen können und welche Auswirkungen eine Infektion auf die Gesundheit ihres Babys haben könnte. Offene Gespräche mit dem Arzt können helfen, Ängste zu lindern.

Wenn du schwanger bist, achte darauf, sicher mit Lebensmitteln umzugehen und die Hygiene zu wahren, insbesondere bei der Handhabung von rohem Fleisch oder Kontakt mit Katzen. Bespreche deine Bedenken mit deinem Arzt und informiere dich über die besten Schutzmaßnahmen.

Die meisten Schwangeren sind nicht infiziert, aber es wird geschätzt, dass etwa 1-2% der Schwangeren während der Schwangerschaft an Toxoplasmose erkranken. Mit den richtigen Vorsichtsmaßnahmen kann das Risiko einer Infektion erheblich gesenkt werden, was zu einer gesunden Schwangerschaft führt.

Translokation

Translokation bezieht sich auf die genetische Umverteilung von Chromosomen, die sowohl bei Männern als auch bei Frauen Unfruchtbarkeit verursachen kann. Diese genetische Abweichung kann während der Bildung von Eizellen oder Spermien auftreten und das Risiko für chromosomale Anomalien erhöhen.

Translokationen können zu einer verminderten Fruchtbarkeit führen, da sie die normale Chromosomenzahl und -struktur beeinträchtigen können. Wenn eine Person Träger einer Translokation ist, besteht ein erhöhtes Risiko für Fehlgeburten oder genetische Störungen bei den Nachkommen. Eine genetische Beratung kann helfen, die Risiken zu verstehen und geeignete Optionen zur Familienplanung zu finden.

Die Diagnose einer Translokation kann für Paare emotional belastend sein. Viele Menschen fühlen sich unsicher über ihre Chancen auf eine gesunde Schwangerschaft und die möglichen Auswirkungen auf die zukünftige Familie. Offene Gespräche mit Fachleuten können helfen, Ängste und Sorgen zu verringern.

Wenn dir eine Translokation diagnostiziert wurde, konsultiere einen Genetiker oder Fertilitätsspezialisten, um die besten Optionen für deine Situation zu erkunden. Dies kann die Überlegung zur In-vitro-Fertilisation mit genetischer Diagnostik umfassen, um das Risiko von Anomalien zu verringern.

Translokationen sind in der Bevölkerung relativ häufig, jedoch ist die genaue Inzidenz schwer zu bestimmen. Viele Paare, die sich einer genetischen Beratung unterziehen, finden Wege, um trotz der Risiken gesunde Kinder zu bekommen, oft mit medizinischer Unterstützung.

Ultraschall in der Schwangerschaft

Ultraschalluntersuchungen sind ein wichtiges diagnostisches Werkzeug während der Schwangerschaft, das es Ärzten ermöglicht, das Wachstum und die Entwicklung des Fötus zu überwachen. Diese Untersuchungen sind schmerzlos und bieten wertvolle Informationen über den Verlauf der Schwangerschaft.

Ultraschalluntersuchungen verwenden Schallwellen, um Bilder des Babys im Mutterleib zu erzeugen. Sie werden routinemäßig in verschiedenen Stadien der Schwangerschaft durchgeführt, um die Entwicklung des Fötus, die Lage der Plazenta und das Vorhandensein von Mehrlingen zu überprüfen. Ultraschall kann auch zur Überprüfung der Herzfrequenz und der Anatomie des Fötus eingesetzt werden.

Die Ultraschalluntersuchungen sind oft ein Höhepunkt der Schwangerschaft, da sie Eltern die Möglichkeit geben, ihr Baby zu sehen und mehr über dessen Entwicklung zu erfahren. Diese Erfahrungen können jedoch auch Besorgnis hervorrufen, insbesondere wenn es um die Ergebnisse der Untersuchung geht.

Wenn du einen Ultraschalltermin hast, bereite dich darauf vor, Fragen zu stellen und deine Bedenken zu äußern. Die meisten Frauen empfinden Ultraschalluntersuchungen als positiv und aufregend, da sie die Möglichkeit bieten, eine Verbindung zu ihrem Baby herzustellen.

Ultraschalluntersuchungen sind sehr sicher und werden in der Regel als Routineverfahren während der Schwangerschaft durchgeführt. Die meisten Schwangerschaften verlaufen ohne Komplikationen, und Ultraschalluntersuchungen tragen dazu bei, potenzielle Probleme frühzeitig zu erkennen.

Unfruchtbarkeit

Unfruchtbarkeit ist ein Zustand, bei dem ein Paar nach einem Jahr regelmäßigen ungeschützten Geschlechtsverkehrs nicht schwanger wird. Dieser Zustand kann sowohl Männer als auch Frauen betreffen und hat viele Ursachen.

Unfruchtbarkeit kann auf verschiedene Faktoren zurückzuführen sein, darunter hormonelle Ungleichgewichte, strukturelle Probleme, genetische Anomalien oder Lebensstilfaktoren. Bei Frauen können Erkrankungen wie das polyzystische Ovarialsyndrom (PCOS), Endometriose oder Eierstockinsuffizienz eine Rolle spielen. Bei Männern können Probleme wie niedrige Spermienzahl oder -qualität die Fruchtbarkeit beeinträchtigen.

Die Diagnose von Unfruchtbarkeit kann emotional überwältigend sein. Paare erleben häufig Trauer, Frustration und Isolation. Es ist wichtig, sich Unterstützung zu suchen und sich darüber auszutauschen, um mit den emotionalen Herausforderungen umzugehen.

Wenn du oder dein Partner an Unfruchtbarkeit leidet, konsultiere einen Facharzt für Fruchtbarkeit, der geeignete Tests und Behandlungsoptionen anbieten kann. Offenheit und Kommunikation mit deinem Partner über eure Gefühle und Bedenken können ebenfalls helfen, den Stress und die Unsicherheit zu bewältigen.

Unfruchtbarkeit betrifft etwa 15% der Paare im gebärfähigen Alter. Mit modernen Behandlungsmöglichkeiten wie Medikamenten, In-vitro-Fertilisation (IVF) und anderen assistierten Reproduktionstechniken haben viele Paare gute Chancen, erfolgreich schwanger zu werden.

Unfruchtbarkeit bei Männern

Unfruchtbarkeit bei Männern bezieht sich auf die Unfähigkeit, eine Schwangerschaft bei einem Partner zu erzielen. Sie kann durch verschiedene Faktoren beeinflusst werden, darunter hormonelle, genetische oder umweltbedingte Ursachen.

Männliche Unfruchtbarkeit wird häufig durch eine niedrige Spermienzahl (Oligospermie), schlechte Spermienbeweglichkeit (Asthenozoospermie) oder abnormale Spermienformen (Teratozoospermie) verursacht. Diese Bedingungen können durch verschiedene Faktoren beeinflusst werden, darunter genetische Störungen, Hormonungleichgewichte, chronische Krankheiten oder Lebensstilfaktoren wie Rauchen und Übergewicht. Eine gründliche Untersuchung kann helfen, die Ursachen zu identifizieren.

Die Diagnose einer Unfruchtbarkeit kann für Männer emotional belastend sein. Gefühle von Scham, Versagensangst oder Unsicherheit über die eigene Männlichkeit können häufig auftreten. Es ist wichtig, diese Gefühle anzuerkennen und Unterstützung zu suchen, sei es durch Partner, Freunde oder Fachleute.

Wenn du Bedenken bezüglich deiner Fruchtbarkeit hast, konsultiere einen Urologen oder Fruchtbarkeitsspezialisten. Sie können Tests durchführen, um deine Spermienqualität zu überprüfen, und dir helfen, mögliche Lebensstiländerungen vorzunehmen, um die Fruchtbarkeit zu verbessern.

Männliche Unfruchtbarkeit ist häufig und macht etwa 30-40% der Unfruchtbarkeitsfälle aus. Mit der richtigen

Diagnose und Behandlung haben viele Männer gute Chancen, ihre Fruchtbarkeit zu verbessern und gesunde Kinder zu zeugen.

Unfruchtbarkeit bei Frauen

Unfruchtbarkeit bei Frauen ist ein Zustand, bei dem eine Frau nach einem Jahr regelmäßigem, ungeschütztem Geschlechtsverkehr nicht schwanger wird. Die Ursachen können vielfältig sein und reichen von hormonellen Ungleichgewichten bis hin zu anatomischen Problemen.

Die häufigsten Ursachen für weibliche Unfruchtbarkeit sind hormonelle Störungen, wie das polyzystische Ovarialsyndrom (PCOS), Endometriose, Eileiterblockaden oder Probleme mit der Gebärmutterschleimhaut. Eine gründliche medizinische Untersuchung, einschließlich Blutuntersuchungen und bildgebenden Verfahren, kann helfen, die Ursachen zu identifizieren und geeignete Behandlungsmöglichkeiten zu finden.

Die Diagnose einer Unfruchtbarkeit kann für Frauen emotional sehr belastend sein. Gefühle von Trauer, Frustration und Isolation sind häufig. Viele Frauen fragen sich, ob sie jemals schwanger werden können, und empfinden Druck, ihre Familienplanung zu verwirklichen.

Wenn du Schwierigkeiten hast, schwanger zu werden, konsultiere einen Facharzt für Fruchtbarkeit. Gemeinsam könnt ihr die besten diagnostischen Tests und Behandlungsmöglichkeiten erarbeiten. Der Austausch mit anderen Frauen in ähnlichen Situationen kann ebenfalls hilfreich sein, um Unterstützung zu finden.

Unfruchtbarkeit betrifft etwa 10-15% der Frauen im gebärfähigen Alter. Mit modernen Behandlungsmethoden wie IVF oder Hormontherapie haben viele Frauen gute Chancen, schwanger zu werden und gesunde Kinder zur Welt zu bringen.

Unterstützte Reproduktionstechnologien (ART)

Unterstützte Reproduktionstechnologien (ART) umfassen eine Reihe von medizinischen Verfahren, die darauf abzielen, Paare mit Fruchtbarkeitsproblemen zu unterstützen. Dazu gehören Verfahren wie In-vitro-Fertilisation (IVF), intrazytoplasmatische Spermieninjektion (ICSI) und insemination.

ART-Techniken werden eingesetzt, um den Prozess der Befruchtung zu erleichtern, insbesondere wenn Paare Schwierigkeiten haben, auf natürlichem Wege schwanger zu werden. Bei IVF werden Eizellen und Spermien außerhalb des Körpers befruchtet, während ICSI ein einzelnes Spermium direkt in eine Eizelle injiziert. Insemination beinhaltet die Platzierung von aufbereiteten Spermien in die Gebärmutter.

Die Entscheidung, sich für ART zu entscheiden, kann sowohl Hoffnung als auch Stress mit sich bringen. Während die Aussicht auf eine Schwangerschaft ermutigend ist, können die emotionalen Höhen und Tiefen während des Behandlungsprozesses belastend sein. Viele Paare fühlen sich überfordert von den vielen Arztbesuchen und der Ungewissheit über den Behandlungserfolg.

Wenn du ART in Betracht ziehst, sprich offen mit deinem Arzt über die verschiedenen Optionen und was du während des Behandlungsprozesses erwarten kannst. Eine gute Kommunikation kann helfen, Ängste zu lindern und ein besseres Verständnis für den Ablauf zu gewinnen. Suche auch emotionale Unterstützung von Partnern oder Selbsthilfegruppen.

Die Erfolgsraten von ART variieren je nach Alter der Frau, spezifischer Behandlung und individuellen Faktoren. Im Allgemeinen liegen die Chancen auf eine erfolgreiche Schwangerschaft bei IVF zwischen 20 und 40% pro Zyklus, während ICSI in der Regel ähnliche oder bessere Ergebnisse bietet.

Vaginose

Vaginose ist eine häufige Erkrankung, die durch ein Ungleichgewicht der normalen Bakterienflora in der Vagina verursacht wird. Sie kann zu Symptomen wie abnormalem Ausfluss und Geruch führen und kann das Risiko für sexuell übertragbare Infektionen und andere gesundheitliche Probleme erhöhen.

Bakterielle Vaginose entsteht häufig durch eine Überwucherung von bestimmten Bakterienarten und einen Rückgang von schützenden Milchsäurebakterien. Diese Erkrankung kann durch Faktoren wie sexuelle Aktivität, Verwendung von Intimsprays oder Douching begünstigt werden. Eine Behandlung mit Antibiotika ist in der Regel wirksam.

Die Diagnose einer Vaginose kann bei Frauen Besorgnis hervorrufen, insbesondere in Bezug auf die sexuelle

Gesundheit und die Auswirkungen auf den Kinderwunsch. Viele Frauen empfinden Scham oder Unsicherheit in Bezug auf die Symptome und ihre Intimität.

Wenn du Symptome einer Vaginose bemerkst, konsultiere einen Arzt, um eine genaue Diagnose und Behandlung zu erhalten. Achte darauf, während der Behandlung auf gute Hygiene zu achten und den Kontakt mit irritierenden Produkten zu vermeiden.

Vaginose ist eine der häufigsten vaginalen Infektionen bei Frauen im gebärfähigen Alter. Viele Frauen erleben einmal im Leben einen Vorfall. Mit der richtigen Behandlung ist die Prognose gut, und die meisten Frauen erholen sich vollständig.

Varikozele

Die Varikozele ist eine Erweiterung der Venen im Hodensack und eine häufige Ursache für männliche Unfruchtbarkeit. Sie kann die Spermienproduktion und -qualität beeinträchtigen.

Varikozele kann zu einer schlechten Blutzirkulation im Hoden führen, was die Temperatur reguliert und die Spermienproduktion beeinträchtigen kann. Männer mit Varikozele berichten häufig von Unfruchtbarkeit, Schmerzen oder Beschwerden im Bereich der Hoden. Eine Diagnose erfolgt in der Regel durch eine körperliche Untersuchung und manchmal durch bildgebende Verfahren.

Die Diagnose einer Varikozele kann bei Männern emotional belastend sein, insbesondere wenn sie den Kinderwunsch

beeinträchtigt. Viele Männer erleben Gefühle von Scham und Unsicherheit in Bezug auf ihre Fruchtbarkeit.
Wenn dir eine Varikozele diagnostiziert wurde, konsultiere einen Urologen, um die besten Behandlungsoptionen zu besprechen. In vielen Fällen kann eine chirurgische Intervention die Spermienqualität verbessern und die Fruchtbarkeit erhöhen.
Varikozele betrifft schätzungsweise 15% der Männer und kann zu Unfruchtbarkeit in bis zu 40% der Fälle beitragen. Mit der richtigen Behandlung haben viele Männer gute Chancen, ihre Fruchtbarkeit zu verbessern.

Zervixschleim (Cervixschleim)

Der **Cervixschleim** ist ein Sekret, das von Drüsen im Gebärmutterhals (Cervix) produziert wird und während des Menstruationszyklus verschiedene Aufgaben übernimmt. Seine Konsistenz und Zusammensetzung ändern sich im Laufe des Zyklus und werden von den Hormonen Östrogen und Progesteron gesteuert. Besonders wichtig wird der Cervixschleim in der Zeit um den Eisprung herum, da er dabei hilft, die Spermien zu den Eizellen zu transportieren.
In der ersten Zyklushälfte, wenn die Östrogenspiegel ansteigen, wird der Schleim zunehmend dünnflüssiger, klarer und dehnbarer – ähnlich wie rohes Eiweiß. Dies erleichtert den Spermien das Durchdringen des Gebärmutterhalses und ermöglicht ihnen, länger zu überleben und sich effizienter auf den Weg zur Eizelle zu machen. Kurz vor dem Eisprung ist der Cervixschleim am durchlässigsten, was das Fruchtbarkeitsfenster kennzeichnet. Frauen, die ihren Cervixschleim beobachten,

können diesen Zeitpunkt erkennen und so ihre fruchtbarsten Tage identifizieren, um die Chance auf eine Befruchtung zu erhöhen.

Nach dem Eisprung, wenn das Hormon Progesteron dominiert, wird der Schleim wieder dicker, undurchlässiger und klebrig. Dieser Schleim blockiert dann das Eindringen weiterer Spermien und schützt die Gebärmutter vor Infektionen. Diese Veränderung signalisiert das Ende des Fruchtbarkeitsfensters.

Das Beobachten des Cervixschleims kann eine sehr nützliche Methode sein, um den eigenen Zyklus besser zu verstehen, besonders wenn du einen Kinderwunsch hast. Frauen, die ihren Schleim regelmäßig beobachten, können so ihre fruchtbaren Tage erkennen und den optimalen Zeitpunkt für Geschlechtsverkehr planen. Allerdings kann das auch eine emotionale Herausforderung sein, vor allem, wenn der Schleim nicht wie erwartet auftritt. Ein fehlender oder unzureichender Cervixschleim könnte auf hormonelle Ungleichgewichte hindeuten, wie etwa niedrige Östrogenspiegel, die die Fruchtbarkeit beeinträchtigen.

Aus psychologischer Sicht kann die Methode der Schleimbeobachtung einerseits ein Gefühl der Kontrolle über den eigenen Körper und den Zyklus vermitteln. Andererseits kann es aber auch zu Frustration oder Unsicherheit führen, wenn der Schleim nicht die gewünschten Merkmale aufweist. Viele Frauen berichten, dass die intensive Auseinandersetzung mit den Zeichen des Körpers einerseits hilfreich ist, andererseits aber auch Stress auslösen kann, wenn der Kinderwunsch nicht schnell genug in Erfüllung geht. In solchen Fällen ist es wichtig, geduldig zu sein und sich Unterstützung zu suchen

– sei es durch medizinische Beratung oder Gespräche mit dem Partner oder einer Vertrauensperson.

Wenn dir eine Cervix cerclage empfohlen wurde, ist es wichtig, alle Optionen mit deinem Arzt zu besprechen. Nach dem Eingriff ist es oft notwendig, sich körperlich zu schonen und regelmäßige Kontrolluntersuchungen durchzuführen, um sicherzustellen, dass die Naht hält. In einigen Fällen kann Bettruhe erforderlich sein, um das Risiko für eine Frühgeburt zu minimieren.

Die Cervix cerclage hat eine Erfolgsrate von etwa 80-90 % bei der Prävention von Frühgeburten bei Frauen mit einer inkompetenten Zervix. In den meisten Fällen wird die Naht in der 37. Schwangerschaftswoche entfernt, wenn das Risiko einer Frühgeburt gesunken ist.

Zervixschleimmethode

Die Zervixschleimmethode ist eine Methode zur natürlichen Familienplanung, bei der Frauen die Veränderungen des Zervixschleims im Laufe ihres Menstruationszyklus beobachten, um ihre fruchtbaren Tage zu bestimmen.

Die Methode basiert auf der Beobachtung der Konsistenz und Menge des Zervixschleims, der sich in der Nähe des Eisprungs verändert. Während der fruchtbaren Phase wird der Schleim dünner und spinnbarer, was auf die bevorstehende Ovulation hinweist. Diese Informationen können Frauen helfen, den optimalen Zeitpunkt für den Geschlechtsverkehr zur Empfängnis zu bestimmen oder zur Verhütung zu nutzen.

Die Anwendung der Zervixschleimmethode kann Frauen ein Gefühl der Kontrolle über ihre Fruchtbarkeit geben und sie in ihrer Fähigkeit bestärken, ihren Körper zu verstehen. Dennoch kann es frustrierend sein, wenn die Beobachtungen ungenau oder verwirrend sind.

Wenn du die Zervixschleimmethode anwenden möchtest, achte darauf, regelmäßig deinen Zervixschleim zu beobachten und deine Beobachtungen zu dokumentieren. Bei Unsicherheiten oder Fragen kannst du mit einem Arzt oder Fruchtbarkeitsexperten sprechen, um Anleitung und Unterstützung zu erhalten.

Die Zervixschleimmethode ist eine effektive Methode zur Bestimmung der fruchtbaren Tage und kann Frauen helfen, ihre Chancen auf eine Schwangerschaft zu erhöhen. In Kombination mit anderen Methoden der Zyklusbeobachtung kann die Genauigkeit der fruchtbaren Tage weiter verbessert werden.

Zusatz: Zervixschleim und Zyklusphasen

Menstruationsphase: Nach der Menstruation ist der Zervixschleim oft trocken oder sehr gering. Die Gebärmutterschleimhaut wird nicht auf eine Schwangerschaft vorbereitet.

Follikelphase: Während dieser Phase, die etwa bis zur Mitte des Zyklus dauert, beginnt der Zervixschleim, sich zu verändern. Er wird klarer, elastischer und feuchter. Dies geschieht, weil die Östrogenspiegel steigen, die die Schleimproduktion anregen.

Eisprung: Kurz vor dem Eisprung erreicht der Zervixschleim seine fruchtbarste Konsistenz. Er ist transparent, dehnbar (ähnlich wie Eiweiß) und ermöglicht es den Spermien, leichter in die Gebärmutter zu gelangen.

Lutealphase: Nach dem Eisprung, wenn Progesteron dominiert, wird der Zervixschleim dicker und weniger durchlässig. Dies hilft, eine mögliche Schwangerschaft zu unterstützen und das Eindringen von Spermien zu erschweren.

Hormonelle Einflüsse: Hormone, insbesondere Östrogen und Progesteron, regulieren die Zervixschleimproduktion. Höhere Östrogenspiegel vor dem Eisprung führen zu einer Erhöhung der Schleimproduktion, während Progesteron nach dem Eisprung die Schleimqualität verändert.

Beobachtung und Dokumentation

Um die Zervixschleimmethode effektiv zu nutzen, solltest du folgende Schritte befolgen:

Beobachtung: Achte täglich auf Veränderungen im Zervixschleim. Dies kann beim Toilettengang, beim Wischen oder beim Einführen eines sauberen Fingers geschehen. Dokumentiere die Konsistenz, die Farbe und die Menge des Schleims. Halte fest, ob der Schleim klar, trüb, dick oder dünn ist.

Dokumentation: Erstelle ein Tagebuch oder verwende eine App, um deine Beobachtungen festzuhalten. Notiere die Tage deines Zyklus, um Muster zu erkennen.

Markiere die Tage, an denen du die fruchtbarsten Schleimqualitäten beobachtet hast (dünn und spinnbar).

Interpretation der Beobachtungen

Fruchtbare Tage: Die fruchtbarsten Tage sind in der Regel 2-3 Tage vor dem Eisprung, wenn der Zervixschleim am klarsten und dehnbarsten ist.

Unfruchtbare Tage: Nach dem Eisprung, wenn der Schleim dicker und weniger durchlässig wird, gelten die Tage als unfruchtbar.

Herausforderungen und Tipps

Unregelmäßige Zyklen: Bei unregelmäßigen Zyklen kann es schwieriger sein, die fruchtbaren Tage genau zu bestimmen. In solchen Fällen ist es hilfreich, die Methode über mehrere Zyklen hinweg zu beobachten.

Einfluss von Faktoren: Stress, Krankheit, Medikamente und Veränderungen im Lebensstil können den Zervixschleim beeinflussen. Es ist wichtig, diese Faktoren zu berücksichtigen.

Zusätzliche Methoden: Viele Frauen kombinieren die Zervixschleimmethode mit anderen Methoden der Zyklusbeobachtung, wie der Basaltemperaturmessung, um ihre Fruchtbarkeit noch genauer zu bestimmen.

Zusammenfassung:

Die Zervixschleimmethode ist eine effektive und natürliche Methode zur Bestimmung der fruchtbaren Tage im Menstruationszyklus. Durch die sorgfältige Beobachtung und Dokumentation des Zervixschleims können Frauen ein besseres Verständnis für ihre Fruchtbarkeit entwickeln und ihre Chancen auf eine Schwangerschaft erhöhen. Bei Fragen oder Unsicherheiten ist es ratsam, sich an einen Arzt oder Fruchtbarkeitsexperten zu wenden.

Zika-Virus und Schwangerschaft

Das Zika-Virus ist ein Virus, das hauptsächlich durch Mückenstiche übertragen wird und bei Schwangeren ernsthafte gesundheitliche Risiken für das ungeborene Kind darstellen kann. Eine Infektion während der Schwangerschaft kann zu Geburtsfehlern wie Mikrozephalie führen.

Wenn eine schwangere Frau sich mit dem Zika-Virus infiziert, kann das Virus über die Plazenta auf das ungeborene Kind übertragen werden. Dies kann zu schwerwiegenden Entwicklungsstörungen führen. Schwangeren Frauen wird geraten, sich vor Zika-Virus zu schützen, insbesondere in Gebieten, in denen das Virus verbreitet ist.

Die Möglichkeit einer Zika-Infektion während der Schwangerschaft kann bei Frauen große Ängste hervorrufen. Sorgen um die Gesundheit des Kindes und die Komplikationen, die mit einer Infektion einhergehen können, sind häufig. Offene Gespräche mit medizinischen Fachleuten können helfen, Ängste zu reduzieren.

Wenn du schwanger bist oder schwanger werden möchtest und in einem Gebiet lebst, in dem Zika-Virus verbreitet ist, ist es wichtig, Maßnahmen zu ergreifen, um dich zu schützen. Dazu gehören das Tragen von langärmeliger Kleidung, die Verwendung von Insektenschutzmitteln und das Vermeiden von Mückenbrutstätten. Informiere dich über die Risiken und besprich deine Bedenken mit deinem Arzt.

Die Infektion mit dem Zika-Virus während der Schwangerschaft hat weltweit Besorgnis ausgelöst. Studien zeigen, dass die Wahrscheinlichkeit von Geburtsfehlern bei einer Zika-Infektion signifikant erhöht ist. Schutzmaßnahmen sind entscheidend, um das Risiko einer Infektion zu minimieren.

Zyklusmonitoring

Zyklusmonitoring ist der Prozess der genauen Beobachtung und Dokumentation der verschiedenen Phasen des Menstruationszyklus, um Muster zu erkennen und den Eisprung vorherzusagen. Diese Methode ist für Frauen hilfreich, die schwanger werden möchten oder ihren Zyklus aus anderen Gründen verstehen möchten.

Zyklusmonitoring umfasst das Verfolgen von Menstruation, Zervixschleim, Basaltemperatur und anderen hormonellen Veränderungen im Körper. Durch die Erfassung dieser Informationen können Frauen ihre fruchtbarsten Tage bestimmen, was die Chancen auf eine Schwangerschaft erhöhen kann.

Das Monitoring des Zyklus kann Frauen ein Gefühl der Kontrolle über ihre Fruchtbarkeit geben. Es kann jedoch auch stressig sein, wenn Frauen versuchen, alle Informationen genau zu erfassen und das richtige Timing für den Geschlechtsverkehr zu finden.

Um Zyklusmonitoring effektiv durchzuführen, dokumentiere regelmäßig deine Menstruation und andere relevante Symptome. Es gibt viele Apps und Tagebücher, die dir dabei helfen können. Bei Fragen oder Unsicherheiten ist es ratsam, mit einem Arzt oder Fruchtbarkeitsexperten zu sprechen.

Zyklusmonitoring ist eine bewährte Methode zur Erkennung von fruchtbaren Tagen. Studien zeigen, dass Frauen, die ihren Zyklus genau überwachen, signifikant höhere Chancen auf eine Schwangerschaft haben, insbesondere wenn sie dies in Verbindung mit anderen Methoden tun.

Zyklusphasen

Der weibliche Menstruationszyklus besteht aus mehreren Phasen, die sich durch unterschiedliche hormonelle Veränderungen und körperliche Prozesse auszeichnen. Diese Zyklusphasen werden üblicherweise in die Follikelphase, den Eisprung und die Lutealphase unterteilt. Jede Phase spielt eine entscheidende Rolle für die Fruchtbarkeit der Frau und beeinflusst nicht nur den Körper, sondern auch das emotionale Wohlbefinden. Ein tieferes Verständnis dieser Phasen kann dabei helfen, den eigenen Körper besser zu verstehen und bewusste Entscheidungen bezüglich Familienplanung zu treffen.

Follikelphase:

Die Follikelphase beginnt am ersten Tag der Menstruation und dauert bis zum Eisprung. Während dieser Phase reifen mehrere Eizellen in den Eierstöcken heran. Dieser Prozess wird durch das follikelstimulierende Hormon (FSH) angeregt, welches die Entwicklung der Eibläschen, auch Follikel genannt, fördert. Eines dieser Follikel wird dominanter und setzt sich gegenüber den anderen durch, während die Gebärmutterschleimhaut beginnt, sich nach der Menstruation wieder aufzubauen. In dieser Phase verspüren viele Frauen einen Anstieg der Energie und erleben oft eine verbesserte Stimmung, da sich der Östrogenspiegel allmählich erhöht. Diese hormonellen Veränderungen sind ein natürlicher Teil des Körpers, der sich auf eine mögliche Empfängnis vorbereitet.

Eisprung:

Der Eisprung markiert den Höhepunkt des Zyklus und findet ungefähr in der Mitte statt. Dabei wird die Eizelle aus dem dominanten Follikel freigesetzt und begibt sich auf die Reise durch den Eileiter in Richtung Gebärmutter. Dieser Vorgang wird durch einen plötzlichen Anstieg des luteinisierenden Hormons (LH) ausgelöst. Der Eisprung ist der fruchtbarste Moment im Zyklus, und viele Frauen bemerken körperliche Veränderungen wie einen leichten Schmerz im Unterbauch (Mittelschmerz), einen klareren und dehnbareren Zervixschleim oder einen Temperaturanstieg. Diese Signale des Körpers können genutzt werden, um die fruchtbaren Tage gezielt zu erkennen.

Lutealphase:
Nach dem Eisprung beginnt die Lutealphase, die durch die Bildung des sogenannten Gelbkörpers gekennzeichnet ist. Dieser entwickelt sich aus dem nun leeren Follikel und produziert das Hormon Progesteron, das dafür sorgt, dass die Gebärmutterschleimhaut weiter verdickt wird, um sich auf eine mögliche Einnistung einer befruchteten Eizelle vorzubereiten. Wenn keine Befruchtung stattfindet, degeneriert der Gelbkörper, und der Progesteronspiegel sinkt, was schließlich zur Menstruation führt. In dieser Phase können Frauen oft emotionale und körperliche Veränderungen spüren, wie Stimmungsschwankungen, Spannungen in der Brust oder Müdigkeit, die durch den Abfall der Hormone verursacht werden.

Das **Verständnis der Zyklusphasen** ist nicht nur für die körperliche Gesundheit, sondern auch für die emotionale und mentale Vorbereitung auf eine mögliche Schwangerschaft entscheidend. Frauen, die ihren Zyklus genau verfolgen, können durch die Beobachtung von Mustern besser abschätzen, wann die fruchtbaren Tage eintreten. Dies kann besonders wichtig sein, wenn ein Kinderwunsch besteht oder eine Schwangerschaft bewusst vermieden werden soll.

Um die verschiedenen Phasen deines Zyklus besser zu beobachten, kann es hilfreich sein, regelmäßig Aufzeichnungen über die Länge des Zyklus, den Zervixschleim und die Basaltemperatur zu führen. Diese Dokumentation kann dir wertvolle Einblicke geben und dir helfen, deine fruchtbarsten Tage genau zu bestimmen. Es gibt auch zahlreiche Apps und Methoden, die dich bei der Zyklusverfolgung unterstützen. Solltest du Unregelmäßigkeiten oder Unsicherheiten bemerken, ist es ratsam, einen Arzt oder Fruchtbarkeitsexperten aufzusuchen, um eventuelle gesundheitliche Probleme frühzeitig abzuklären.

Das Wissen über den eigenen Zyklus ist nicht nur für die individuelle Gesundheit von Vorteil, sondern auch ein entscheidender Faktor in der **Familienplanung**. Zahlreiche Studien belegen, dass Frauen, die ihre Zyklusphasen genau beobachten und den Eisprung richtig timen, eine höhere Wahrscheinlichkeit haben, schwanger zu werden. Die bewusste Auseinandersetzung mit dem eigenen Körper stärkt das Gefühl von Selbstbestimmung und unterstützt Paare dabei, ihre Wünsche in Bezug auf Kinder zielgerichteter zu realisieren.

Zyklusrechnung

Die Zyklusrechnung ist eine Methode, die Frauen dabei hilft, ihren Menstruationszyklus zu verfolgen und ihre fruchtbaren Tage zu bestimmen. Diese Methode kann sowohl für die Empfängnisverhütung als auch zur Familienplanung verwendet werden.

Die Zyklusrechnung basiert auf der Beobachtung des Menstruationszyklus, um den Eisprung vorherzusagen. Frauen zählen die Tage zwischen den Menstruationen und beachten dabei die Länge des Zyklus sowie die Veränderungen im Zervixschleim und der Basaltemperatur. Der Eisprung findet typischerweise etwa 14 Tage vor Beginn der nächsten Periode statt.

Die Zyklusrechnung kann Frauen ein Gefühl der Kontrolle über ihre Fruchtbarkeit geben. Es kann jedoch frustrierend sein, wenn die Berechnungen ungenau sind oder der Zyklus unregelmäßig verläuft.

Wenn du die Zyklusrechnung anwenden möchtest, halte ein Tagebuch über deinen Zyklus, in dem du deine Menstruation, Zervixschleim und Temperatur dokumentierst. Bei Unsicherheiten oder Fragen ist es ratsam, mit einem Arzt oder Fruchtbarkeitsexperten zu sprechen.

Die Zyklusrechnung ist eine effektive Methode zur Bestimmung der fruchtbaren Tage. Studien zeigen, dass Frauen, die ihren Zyklus regelmäßig berechnen und beobachten, eine höhere Wahrscheinlichkeit haben, schwanger zu werden.

Impressum

Titel: Wörterbuch Kinderwunsch
Autor/in: Sabrina Schiffers
Verlag: Selbstverlag
Adresse: Zum Rosental 30, 52428 Juelich
Postfach: 1141, 52412 Juelich
ISBN: 9798342960373
Erscheinungsjahr: 2024
Copyright: Copyright © 2024 Alma Arnold
Druckort: Amazon kdp
E-Mail: almaarno@gmx.de

www.ingramcontent.com/pod-product-compliance
Lightning Source LLC
Chambersburg PA
CBHW052241220526
45471CB00001B/146